JN174091

脳卒中　心筋梗塞　etc

突然死しないのはどっち？

すばる舎

はじめに

本書は、最近流行りのいわゆる「どっち本」です。
早速、ひとつ問題を出しましょう。

自分の死に方、
「突然ポックリ逝く」のと
「ゆっくりと死んでいく」
迎えたい最期はどっち？

この質問には、もちろん**正解はありません**。

あなたの考え方しだいですが、おそらくは「ボケながら長生きしたり、がんでしばらく苦しんでから死んだりするよりは、ポックリと一瞬で死んだほうがいい」と答える方のほうが多いのではないでしょうか？

ポックリと逝ける「**突然死**」とは、医学的には**直接の死因となる症状が出現してから、24時間以内に死亡すること**です。

具体的には、心筋梗塞《しんきんこうそく》や心室性《しんしつせい》不《ふ》整脈《せいみゃく》、大動脈瘤《だいどうみゃくりゅう》破《は》裂《れつ》、脳卒中《のうそっちゅう》などがその原因となります。

確かに、長いあいだ痛みに苦しんだり、死の恐怖を感じたりすることなくあの世に逝けるのなら、それは本人にとってはありがたい（？）ことなのかもしれません。

しかし、現実はどうでしょう？

突然にこの世を去ることになる突然死では、**「自らの死」に向きあう時間がとれません**。

家族とのお別れもできません。
遺産相続の準備や借金の整理、心残りがあることを生前にやり遂げるなど、ゆっくりと亡くなる場合にはできることも、手つかずのまま逝かざるをえないのが突然死です。

家族にとっては、往々にして大迷惑となってしまいがちなのです。

また、近年の救急医療の技術進歩や受け容れ態勢の改善によって、ひと昔前なら確実にポックリと逝けていたようなケースでも、一命を取り留めることが可能になっている現状があります。

ある調査では、**心筋梗塞であっても8割、脳卒中では9割近くもの患者さんが、突然死を免《まぬが》れる**とされています。

それ自体は喜ばしいことですが、それによって、患者さんはその後も長いあいだ、後遺症や再発の恐怖という難題とつき合っていかねばならなくなっています。

首尾よくポックリ突然死することは、実は案外に難しいことなのです。

こうした現実を考えれば、先ほどの問題に対する答えも、もしかしたら変わってくるかもしれません。

しかも、突然死を引き起こす脳卒中や心筋梗塞といった血管の病は、**日々のちょっとした心がけによって防いだり、現状を改善したりできる**ことが、最近の研究で続々とわかってきています。

であるならば、**予防できるものは予防しておいたほうが、ずっとお得**でしょう。

苦しいリハビリ生活を避けるため、あるいは、怖い突然死を避けるために、毎日の暮らしのなかでどんな部分に気をつければよいのか？　本書では「〜と〜なら、どっち？」というわかりやすい形で、詳しく解説していきます。

楽しみながら読み進めるうちに、ある程度は体系的な突然死の予防知識が得られるよう工夫してあります。ぜひ、ご一読ください。

突然死予防のための生活習慣改善は、**早く始めれば始めるほど、より大きな効果が期待できます**。
また、どんなにご年配でも、何もしないよりはひとつでもふたつでも心がけるほうが、着実に突然死の危険を遠ざけます。

思い立ったが吉日です。

より突然死しにくい生活習慣を身につけるよう、ぜひ心がけてください。
本書がそのきっかけとなれば、大変嬉しく思います。

A

突然死では自分の死への準備ができない。後遺症を抱えるリスクも高いので、きっちり予防すべし!

CONTENTS

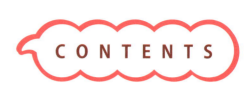

INTER MISSION

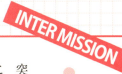

●突然死の多くは心筋梗塞や脳卒中で引き起こされる

突然死とは、「突然に予兆なく死んでしまうこと」と考えることもできます。こうした突然の死を呼び寄せてしまう病気には、どのようなものがあるのでしょう？

日本人の死因については、厚生労働省が毎年集計をとっているので、まずはそのなかから「突然死」に該当しそうなものだけを並べてみます。すると、次のようになります。

・**心疾患**（全体の約16％）
・**脳血管疾患**（全体の約９％）
・**不慮の事故**（全体の約３％）
・**自殺**（全体の約２％）

（厚生労働省「平成26年 人口動態統計：主な死因別死亡率の推移」より）

このうち、「不慮の事故」と「自殺」については除外して考えていいでしょう。

「**心疾患**」とは、心臓の血管が切れたり詰まったりする病気のことで、**心筋梗塞**や**心不全**《しんふぜん》などが含まれます。

「**脳血管疾患**」とは、**脳梗塞**《のうこうそく》や**脳出血**など脳内の血管が切れたり詰まったりする病気のことで、まとめて**脳卒中**と呼びます。

ちなみに、死因別では心疾患が2位、脳血管疾患が4位を占める多さであり、ふたつを合わせると死因トップのがんに匹敵する割合を占めます。

どちらも、血管が切れたり詰まったりする病気です。

さらに、このデータには含まれていないのですが、突然死の原因としてメディアで近年よく耳にするようになった病気に、**大動脈瘤破裂**があります。

これは、大動脈という太い血管の壁に生じた動脈硬化が原因となって、もろくなった血管の壁が血圧に負けて外に膨らみ、やがて破裂して大出血を引き起こす病気です。

いずれにしても**突然死を引き起こすのは、「血管に原因がある病気」である場合がほとん**

ということです。そのため、**血管の状態をよくすることを意識すれば、それで突然死を防げる可能性も高くなります。**

それでは、「血管の状態をよくする」とはどういうことかというと、主に**血管の動脈硬化の進展を防いだり、すでに硬化してしまった血管を、血管事故を起こしにくい、より安定したものに変えていくこと**を意味しています。

血管は動脈硬化で壁が厚く硬くなり、弾力性がなくなっていくことで、切れたり詰まったりしやすくなりますから、それを改善する必要があるのです。

その具体的な方法については、本編で順次解説していきます。ただ、突然死を防ぐには血管の状態を改善することが有効である、ということだけは、最初に理解しておいていただけると、このあとの内容もすんなりと理解してもらえるでしょう。

突然死を予防する鍵は、血管にあり！というわけです。

INTER MISSION

血管を強くすると、突然死予防のほかにもメリットがある！

突然死を予防するために血管の状態をよくすると、病気を遠ざけるほかにも次のようなさまざまなメリットが期待できます。

・美容効果 ↓ 肌のハリ・ツヤを改善し、**若返って見えます**。

・ダイエット効果 ↓ 食生活の改善や運動不足の解消を心がけますから、太りすぎの人も**無理のない形で体重を減らせます**。

・体調改善効果 ↓ 血管の状態が改善すると血行がよくなり、**肩こりや冷え性が改善**します。また、熟睡できるようになることから、**精神的なストレスの解消**にもつながります。

これらの問題に悩んでいる人にも、本書の内容は有効というわけです。

第1章

いつもの食事のどっち？

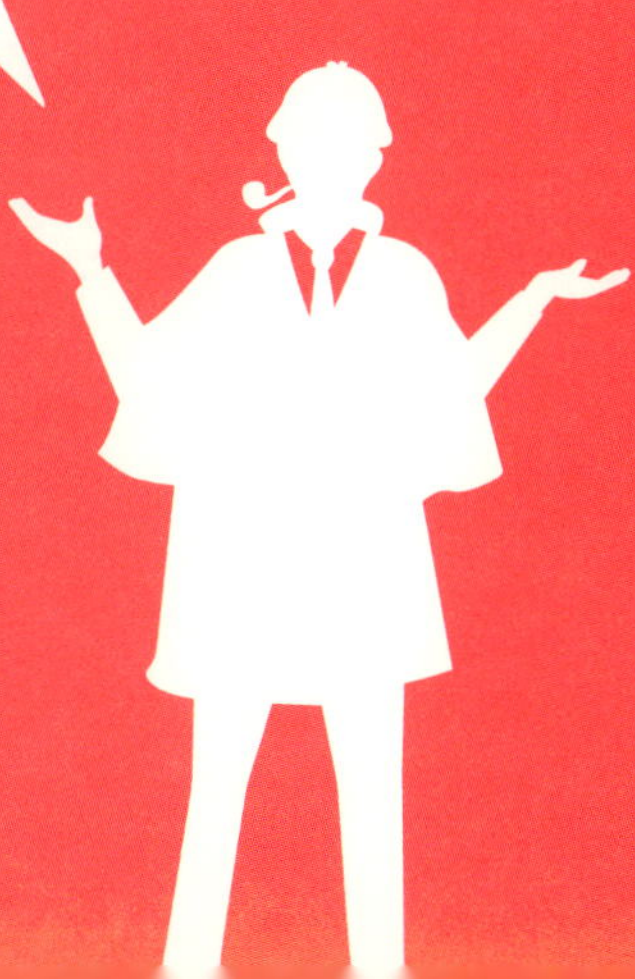

Q1

マナーどおりの「三角食べ」とマナー違反の「ばっかり食べ」突然死しにくい食べ方はどっち？

古くから「医食同源」という言葉があります。

「食べることは、医療と同じような働きを持つ」という意味で、まさに本質を突いた言葉でしょう。

ただし、欲望のままに食べていては、体によい効果どころか、悪い影響を与えてしまうこともあります。ふだんの食生活で、体によい食べ方をしたり、体によい影響を及ぼす食品を選んで食べるよう、意識すべきなのです。

とくに食事の食べ方については、1日3回、毎日のことです。

そのため、ちょっとした違いであっても積み重なることで、健康状態に大きな影響を及ぼします。

そして、実は**これまでは正しいとされてきた食事マナーなどについても、医学的な新知識の発見によって、もはや正しくなくなっているものがいくつかあります**。

従来は正しいとされてきたので、よかれと思ってそうしてきた。場合によっては、長いあいだのうちに「食事作法」という文化・伝統に組み込まれ、親が子に熱心に教え込んできたものもあります。

しかしそのなかには、もはや最新の医学常識では、かえって体に悪いとされているものも少なくないのです。

この前置きで、すでに答えが出てしまっていますね。

最初のQ1の答えは、**マナー違反である「ばっかり食べ」のほうが突然死を防ぐ意味では望ましく、従来、体にもよくマナー的にも正しいとされてきた「三角食べ」のほうが、むしろ体に悪い**、ということになります。

ただし、ばっかり食べの際には、守るべき順番があります。


野菜やおかずを先に食べ、主食（ご飯）は最後にするという順番です。


これを守らず、**主食のご飯から先に食べてしまうと、「三角食べ」よりもさらに体に悪く、長期的には突然死を引き寄せやすい食習慣となってしまいます**から要注意です。

このような結果になるのは、なぜでしょうか？

それは、突然死につながる〝血管の動脈硬化〟を引き起こしやすい栄養素が、ふだんの食事では主食にもっとも多く含まれる場合が多いからです。

つまり、**糖質**です。

糖質とは、**炭水化物から食物繊維を引いたもの**。タンパク質や脂質と並ぶ三大栄養素のひとつであり、体にとって必要不可欠なものでもあります。

しかし、摂りすぎると脂肪として蓄えられて肥満につながったり、血糖値を上げて糖尿病の危険因子となってしまいます。

そして**飽食の現代生活では、ごく普通の食事をしているつもりでも、医師の目から見ると食べすぎてしまっているケースがほとんど**です。

そのため、主食についてはこれまで食べていた量よりも多少減らし、糖質の摂取量を控えめにすることで、突然死につながる心筋梗塞や脳卒中などの怖い病気を遠ざけられると考えられます。

同時に、肥満や糖尿病などの生活習慣病の予防にも役立ちます。

そのためには、いつもの食事の際に「おかずA→ご飯→おかずB→ご飯」と食べる三角食べではなく、「野菜・おかず→ご飯」という順番のばっかり食べのほうが適しているのです。

とくに野菜を先に胃に入れると、食物繊維はかさがありますから空腹感を減らし、「とにかくお腹がぺこぺこなので、お米を口にかき込む！」という行動を避けられます。

野菜には多少の糖質が含まれているものもあるので、食事の早い段階で少し血糖値を上げておき、その後、主食を食べすぎないようにできる効果もあります

ですから**おかずのなかでも、サラダや野菜系の副菜などを最初に食べると効果抜群**です。

その次に、肉や魚などの主菜を食べて、こちらは不足しがちなタンパク質をしっかりと摂取します。

この間、野菜やおかずをモグモグと咀嚼《そしゃく》することで脳の満腹中枢が刺激され、食事の開始から20分程度すると、満腹感を感じさせる神経伝達物質も出てきます。

いよいよ主食のご飯を食べるときには、すでにある程度は満腹感があるため、糖質を摂りすぎずにすむというわけです。

慣れてくれば、主食（ご飯やパン）の量を無理なく減らすこともできるでしょう。

三角食べでは、こうはいきません。**おかずとおかずのあいだに必ず主食が入りますから、えてしてご飯を食べすぎてしまいます**。

むかし、白いご飯が貴重だった時代には、不足しがちな炭水化物をしっかり摂るための正しい食事マナーだったのかもしれませんが、いまでは時代に合わなくなってしまっているのです。

「ばっかり食べ」で先に主食（ご飯）から食べてしまってはダメな理由も、もうわかりますね。これだと**空腹感から主食を食べすぎてしまうため、肥満や糖尿病などの生活習慣病につながり、突然死の危険性を高めてしまう**ためです。

A

三角食べでは主食の摂取量が多くなり、糖質の摂りすぎにつながりやすい。ばっかり食べで野菜やおかずから食べるのがオススメ！

Q2

ヨーグルトやフルーツを「最初に食べる」か「最後に食べる」か突然死しにくいのはどっち?

Ｑ１の「ばっかり食べ」と同じ理屈ですが、一般に食事の最後に食べるべき、とされているヨーグルトやデザートのフルーツについても、**突然死を防ぎたいのであれば最初に食べるほうが「好ましい食べ方」となります**。

これらの食べ物には、通常、かなり多くの糖分が含まれています。

ヨーグルトについていえば、ご存じのように加糖タイプと無糖タイプがありますが、たとえ無糖タイプを食べていても、口あたりを柔らかくするためにハチミツや果物を加えて食べることが一般的です。

ハチミツは、砂糖ほどではないにしろ糖質がたっぷり入っていますし、果物に含まれる果糖やショ糖、ブドウ糖も糖質の一種です。

加糖タイプであれば、そもそも砂糖がたっぷり加えられています。

これらの糖分は、主食のご飯やパンから摂取する糖質と、体内では基本的に同じ働きをします。

そのため、**ふつうに食事をしたあとにデザートとして食べる、という順番では、すでに主食で十分に糖質を摂取しているのに、さらに追加で糖質を摂ってしまいやすくなる**、というわけです。

過剰な糖質の摂取は、すでに述べたように肥満や血糖値の上昇を招きます。ひいては脳卒中や心筋梗塞の可能性を高め、突然死にもつながりかねないのです。

逆に、**食事の最初にこれらの食べ物を食べるようにすれば、先に糖質を摂ることで血糖値が上がり、そのあとに主食をたくさん食べなくても、十分に食事の満足感を得られます。**

とくにフルーツに関しては、野菜と同じように食物繊維が豊富に含まれているため、そのかさによって空腹感を減少させることも期待できます。さらにはフルーツに含まれている各種の酵素が先に胃腸に入ることによって、その後の消化を助ける効果も期待できるのです。

実際に、糖尿病の患者さんが主食（食パン）を単独で食べる場合と、グレープフルーツを先に食べた場合の違いについて調べた有力な研究が存在しています。

その研究では、**グレープフルーツを先に食べたほうが食後の血糖値や**

インスリン値の上昇を抑えられたという結果が出ています。

これはグレープフルーツだけに関する研究ですが、食物繊維や各種酵素の存在を考えれば、その他のフルーツに関しても基本的には同じことが言えると思われます。Q2の答えは、「最初に食べる」が正解となるはずです。

ただし、フルーツの甘味の主成分である果糖は、ブドウ糖などに比べると血糖値を上げる作用が小さく、代わりに中性脂肪を増やしやすいという性質があります。

血糖値はあまり上げないのですが、摂りすぎると**肥満の原因になりかねませんので、たとえ最初に食べる場合でもあくまで少量に留めておくことが大切**です。またあまりに量を摂りすぎれば、いくら上げにくいとはいっても高血糖となりますから注意してください。

ちなみに、私自身も食事の際には野菜や果物を先に食べるようにしており、とくに朝食時にはリンゴとニンジン、レモンなどでつくったフレッシュジュースを最初に飲むのが日課になっています。

あまり運動をしない日などは、朝食はこのジュースとコーヒーだけですませるようにし、主食で糖質を摂りすぎないよう気をつけています（私の日々の食生活については、過去のいくつかの著作で詳しく解説しています。興味があればそれらを参照してみてください）。

糖質を極端に制限するいわゆる「糖質制限」は、健康な人が行うとかえって健康を害しやすい、という結論が出ているので安易に行ってはいけません。

しかし、**毎日の食事で少しずつ糖質を減らすよう心がける程度の「なんちゃって糖質制限」ならば、健康を害することなく突然死のリスクを減らせる**はずです。

多少いい加減なくらいがむしろちょうどよい、という姿勢で心がけていただければ、効果を期待できるのではないかと思っています。

A

ヨーグルトやフルーツは、食事の最初に食べるほうがよい。食べすぎを防いだり、食後の血糖値上昇を抑えられる！

Q3

ご飯を盛るのは「茶碗」か「お皿」か、突然死しにくいのはどっち?

和食ではご飯を茶碗に盛り、手で持って箸で食べますが、洋食ではライスをお皿に盛ってフォークで食べます。

このうち、より健康によいのはどちらでしょうか、という趣旨の設問です。


結論から言うと、**ライスをお皿に盛って食べる洋食スタイルのほうが健康によく、突然死を遠ざけてくれる**ので「正解」となります。

理由は、これもQ1と関連するのですが、ご飯茶碗を手に持って食べる和食スタイルだと、どうしても「三角食べ」になりやすいからです。

手もとにご飯茶碗があると、おかずをとっていったんそこに置いてから食べることが多くなります。ご飯茶碗が起点かつ終点になっているので、ひと口おかずを食べたら、どうしても次はひと口ご飯を食べたくなってしまいます。

多くの人にとって、これはもう習慣になっています。ですからそれを変えようと思えば、手もとから物理的にご飯茶碗を引き離す必要があるのです。


そこで私がオススメしているのが、**洋食スタイルでご飯をお皿に盛って、**

食卓ではおかずと同列に、手もとから少し離して並べる方法です。

食べる道具はフォークではなく箸でかまいませんので、とにかく手もとからご飯を引き離します。最初は戸惑いますが、しだいに慣れて「三角食べ」から「ばっかり食べ」へとスムーズに移行できるのです。

考えてみれば、**欧米の食事ではおかずをひと口食べるたびに、主食のパンもひと口食べるようなことは誰もしていません。**ふつうは食卓上の少し離れたところにパンの皿が置いてあり、そこから各自が必要なだけを、好きなときにとって食べるスタイルです。

これは、突然死や各種の生活習慣病の予防の見地からは大変好ましい習慣ですから、みなさんも、毎日の食事にぜひ取り入れてほしいと思います。

A

ご飯茶碗を手に持っていると三角食べになりやすい。洋食スタイルで、ご飯もおかずと同列にしてしまおう!

Q4

トンカツを食べるのにソースを使う。「つけて食べる」か「かけて食べる」かどっち？

食事の際の「食べ方」については、ほかにも簡単に改善できるところがあります。たとえば、**ソースやしょうゆなどの調味料の使い方**です。

血管の動脈硬化を進める要因のひとつに**高血圧**があります。

この高血圧の発症は、塩分の摂取量と密接な関係があることが知られています。塩分を摂ると、血中のナトリウム濃度が上がります。

すると、私たちの体にはナトリウム濃度を一定に保つ働きがあるので、ナトリウムを薄めるために血管内の水分が増え、血液量を増やしてナトリウム濃度を下げようとします。

このとき、血管には普段より多くの血液が流れることになるため、その圧力によって血圧が上がります。

血圧が上がれば血管の壁は傷みやすくなり、動脈硬化にもつながりますし、場合によっては血管が切れたり詰まったりするきっかけになる恐れもある、というわけです。

このようなメカニズムがあるため、**突然死を避けたいのであれば、ふだんの生活でも減塩を心がけねばなりません**。そのために意識すべき具体的なポイントとして、調味料は意外に重要なものなのです。

ソースに限らず、**調味料には塩分が多く含まれているものが少なくありません。**
大さじ1杯（18g）に含まれる塩分量は、それぞれ次のとおりです。

- **薄口しょうゆ**…………**2.9**グラム
- **濃口しょうゆ**…………**2.6**グラム
- **ウスターソース**…………**1.5**グラム
- **ポン酢しょうゆ**…………**1.1**グラム
- **中濃ソース**…………**1.1**グラム
- **トマトケチャップ**…………**0.6**グラム
- **マヨネーズ（卵黄型）**…………**0.4**グラム

〔日本食品標準成分表2015年版（七訂）より〕

意外に塩分量が多いのに驚かれるかもしれませんね。
ところが、高血圧を避けるために、日本高血圧学会が推奨している日本人の1日あたりの塩分摂取量は、なんと**わずか6グラム未満**です。

トンカツにソースをドバドバかけたり、刺し身に醤油を直接かけて食べたりしていては、その際の調味料に含まれている塩分だけで、1日あたりに許されている塩分量の多くを占めてしまうのです。

そこで、**調味料は原則として料理にかけないようにし、小皿などに出してからチョンチョンとつけて食べる**ようにしてください。

これだけの心がけでも、塩分摂取量を着実に減らすことが可能です。

そして、あわせて以下のような各種の工夫も行えば、確実に日々の塩分摂取量を減らし、高血圧を遠ざけて突然死の予防につなげられるでしょう。

◎そもそもしょうゆの小びんやソース、マヨネーズなどの容器を、食卓の上に置かないようにする。それによって料理にかけないようにできる

◎酢や各種のスパイスを、塩分の多い調味料の代用にする。ダシも活用する

◎市販の減塩調味料を活用する
◎塩気がないと満足できない人は、最初のうちはおかずの1品から減塩を始める
◎うどんやそばなどの汁は残すようにする
◎インスタント食品や外食、漬け物などは塩分が多いので、できるだけ避ける
◎外食するときは、定食など、塩分量が多い品を部分的に残しやすいメニューを選ぶ
◎各種の減塩グッズを利用する
などなど

減塩には決定打がありません。

これらの「小技」を駆使し、コツコツと努力する心がけが大変重要となるのです。

A

しょうゆやソースは絶対かけて使わない。さまざまな小技で、毎日減塩を心がけよう!

Q5

「いつも早食いする人」と「いつも食べるのが遅い人」突然死しにくいのはどっち?

今度は食べる順番ではなく速さの問題です。

これは、答えの予想がつく方も多いでしょう。

「いつも食べるのが遅い人」のほうが、突然死はしにくい、が正解です。


いつも早食いをしてしまう人は、総じて食べすぎる傾向があります。なぜなら人が食事を始めて満腹感を感じるようになるまでには、最低でも15分程度の時間がかかるからです。

早食いだと、その満腹感を感じる前に食事のすべてを平らげてしまいます。

場合によっては、ひととおり食べたあとにもまだ空腹感を感じており、追加でデザートなどの甘いものまで食べてしまうようなことも多いでしょう。

このような食事をしていては、カロリーも糖質も、脂質も塩分も摂りすぎるのが日常になってしまいます。また、**早くたくさん食べるので血中の血糖値の上昇も急激になり、インスリンの分泌機能を酷使して、食後高血糖や糖尿病になりやすくなります。**

肥満や脂質代謝異常、あるいは高血圧といった各種の生活習慣病を招き寄せ、突然死の危険と常に隣り合わせにならざるをえないのです。

ですから、**生まれつき食べるのが遅い人というのは、むしろ幸運な境遇に生まれた人**なのだと、私は思います。

ゆっくりと咀嚼しながら食べることで、食べ終わる前に満腹感を感じられますから、食べすぎてしまうことがありません。前述した「ばっかり食べ」を実践していれば、糖質の多い主食の摂取量を制限することにも、無理なくつなげられるでしょう。

咀嚼の刺激は、内臓脂肪を燃焼させる働きを持つヒスタミンや、ストレス解消効果を持つセロトニンの脳内での分泌にもつながります。

また唾液の分泌も助け、食べ物の消化効率もよくなります。

いいことばかりですから、みなさんも「**ひと口あたり30回のモグモグ**」を目標に、ゆっくりと食事を楽しむよう心がけてみてはいかがでしょうか? ただし、食べ物を並べた食卓に座ってだらだらと食事を続けると、かえって食べすぎてしまう危険性があることも、多少は意識しておいてください。

A 早食いの人は、自分の寿命まで早食いしかねない!

Q6

夕飯はお肉な気分。
「グリル料理」と
「煮込みハンバーグ」なら
どっちを選ぶ？

いつもの食事では、食べ方のほかに「どんな調理法で食べるか」も重要です。**同じものを食べていても、調理法によって体によいか悪いか、ひいては突然死の危険性を大きくするか小さくするかが変わってくる**からです。

たとえば設問にあるお肉に関しては、一般に**調理に手間をかければかけるほど、脂質や糖質、塩分などが増えていく傾向があります**。

塩コショウで網焼きにするだけのグリル料理なら、塩加減に気をつけさえすれば、素材の栄養分をほぼそのまま摂取できます。

網で焼くことにより、調理の過程で余分な脂肪分が落ちることも期待できるでしょう。

これが、ステーキとしてフライパンの上で焼いて調理することになると、塩コショウに加えて味つけのしょうゆやソース、フライパンにひいた油などが口にする栄養素に追加されます。

肉汁、つまりは肉にもともと含まれている脂肪分+水分も、できるだけ肉に閉じ込めるように焼くのが美味しい焼き方とされています。

和風ソースで大根おろしと合わせて食べるのなら、そこまで悪くはなさそうですが、それでも塩分は気になります。

デミグラスソースなどの濃厚系のソースと合わせて食べるのであれば、かなりのカロリー量になります。**ソースにとろみをつけるのに使われる小麦粉や片栗粉などには糖質が多いです**し、脂質や塩分も多く含まれています。

そして、さらに手を加えた煮込みハンバーグなどになると、食感をよくするために、ハンバーグにする段階であえて脂身やパン粉などを混ぜています。

それをさらに、デミグラスソースなどの濃い味のソースで煮込むわけですから、健康によいか悪いかはもはや言うまでもありません。

もちろん食事は、楽しんで食べることも重要です。

ですから、飽きないようにさまざまな調理法を使うのは有益なことであり、脂質や塩分、糖質などが多い調理法でつくった料理は絶対食べるべきではない、ということではまったくありません。

しかし、こうした「調理法による差」についても理解しておき、**より健康によい調理法を使う頻度を多くし、そうでない調理法については使う頻度を少なめにすることで、食事の楽しみを大きく減らすことなく、突然死を遠ざけることができる**でしょう。当然、各種の生活習慣病を予防することにもなります。

糖尿病などになれば、もっと厳しい食事制限を課されることになります。ぜひ、日々の食事の調理法についても意識するようにしてください。


なお、調理に使用するお肉の主な種類に関しては、トリ→ウシ→ブタの順で脂質が少ないため、こちらも意識しておくとよいでしょう。

ただ、お肉の種類によって含まれている栄養素が微妙に違い、これらをまんべんなく摂ることが理想なので、お肉の種類についてはあまり神経質になる必要はありません。バランスよく食べるようにすれば、大きな問題はないはずです。

またいずれの種類のお肉であっても、調理段階で脂身の部分は捨てるなどの工夫は有効です。野菜をつけ合わせて栄養バランスの調整をすることも忘れてはなりません。

とくに高齢の方にとっては、お肉を適度に食べて良質な動物性タンパク質を摂ることは、筋力を強くして寝たきりを予防するうえでも大変重要なことだとされています。

正しい知識を持って上手にお肉とつき合うことで、日々の食事をより健康的に楽しむようにしてください。

A

肉料理は、手間をかけたものほど健康にはよくない。食卓に載せる頻度を調整して、飽きずに、健康的に食べられるよう工夫しよう!

Q7

今夜の食事はお魚気分。
「刺し身」と「魚フライ」なら
どっちが危険？

Ｑ６でお肉の調理法について説明したので、お魚料理の調理法についても説明しておきます。

お魚の調理法についても基本は同じで、**できるだけ素材のまま、加熱しない生に近い料理ほど健康によい**と言えます。

ですから、当然ながら**一番よいのはお刺身**です。カルパッチョやなめろうなどもオススメですが、いずれにしても、しょうゆなどで塩分を摂りすぎないよう注意してください。

焼き魚、煮魚など、少し手を加える調理法がそこに続きますが、これらの調理法でも塩分の摂りすぎには要注意です。

そして、**フライになると逆に突然死の危険が増加します**。

ここまでハッキリ言えるのは、それぞれの調理法で心臓の血管事故（心筋梗塞や狭心症など）が増えるか減るかを、詳しく調べた研究がいくつかあるからです。

そもそも**お魚は、そこに含まれる油の性質がお肉の油や一般の植物油とは違い、血管の**

状態をよくして突然死を防ぐ効果があります（詳しくは別に説明しますが、これも、さまざまな研究でその効果が確認されています）。

ですから調理の際にも、その油をあまり落とさず、またできるだけ加熱せずに料理して食べることで、突然死を防ぐ効果を大いに期待できるわけです。

生で食べる料理なら、その良質な油をそのまま摂取できますし、焼いたり煮たりしても生の状態の8割ほどを摂取できます。しかしフライにまでしてしまうと、せっかくの良質な油の約半分が揚げ油と置き換わってしまい、衣に含まれている糖質とも相まって、むしろ体によくない食べ物に変化してしまうのです。

これも頻度の問題ではありますが、**魚はできるだけ加熱せず、生のままで食べるのがよい**と覚えておきましょう。

A　魚は突然死を防ぐ強い味方。可能な限り生で食べよう！

Q8

今夜のおかずは中華料理。「八宝菜」と「酢豚」なら突然死しにくいのはどっち？

料理をするにしても、忙しいときには冷凍食品ですませたい場合も多々ありますね。冷凍食品で用意できるおかずには、餃子やシュウマイ、春巻き、酢豚、エビチリ、八宝菜などなど、なぜか中華料理が多い気がしますが、そうした料理のなかでも体によいものとそうでないものが存在します。

ここでも、注目すべきは**含まれる糖質の量**と、**材料に野菜をどれくらい含むか、脂質が多すぎないか、といった栄養のバランス**です。

問題の「八宝菜」と「酢豚」であれば、どちらも中華炒めの一種であり、イメージとしては同じような料理です。食材を油で炒めて調理するのは同じですから、炒めるときの油の量については互角でしょう。

しかし、八宝菜には豚肉やうずらの卵といった良質な動物性タンパク質とともに、エビやイカなどの良質な油を含む魚介類が使われています。さらにはハクサイやタケノコ、ニンジン、キクラゲなどの野菜もかなりの割合で含まれています。味つけもシンプルな塩とコショウが主体です。

対する酢豚のほうは、動物性タンパク源として、片栗粉をまぶして揚げた豚肉が使われています。ニンジンやタマネギ、ピーマン、タケノコなどの豊富な野菜が使われているのは同じですが、これらも素揚げしたあとに炒め合わせられています。いずれもまず揚げているので、その際に食材に油が含まれてしまっています。味つけは甘酢餡《あん》で、この餡には糖質であるデンプンや砂糖、ケチャップなども使われています。

こうした栄養バランスを考えると、酢豚と八宝菜の二択であれば八宝菜を選ぶほうが、突然死を防ぐ観点からは望ましいと言えるでしょう。

他の冷凍中華料理に関しても、たとえばエビチリなどのように**甘い餡とからめてある料理では、甘みをつけるための糖分や、とろみをつけるための小麦粉・片栗粉などで、思った以上に糖質を含んでいます**。

選べるのであれば、できるだけ甘い餡をからめていない料理、たとえばレバニラ炒めなどを選ぶとよいでしょう。

なお、酢豚とエビチリの二択から選ぶ場合であれば、野菜がほとんど入っていないエビチリより、さまざまな野菜を材料に含む酢豚のほうに栄養バランスの点で軍配が上がります。比較の対象によっても、結論は変わってくるのです。

このほか、春巻きなどの**油で揚げる料理も、脂肪分が多いので食べる頻度は可能な限り少なくしたほうが無難**です。

冷凍食品には、中華料理のほかにも揚げ物系が大変多いのですが、野菜の煮しめやゴボウサラダなど、栄養バランスがよく、糖質が少ない商品もたくさん販売されています。どうせ同じ冷凍食品を使うなら、できるだけ、そちらを使うように意識してください。

そして、「どうしても今日はこれが食べたい！」と、あまり栄養バランスがよくないものを食べるときには、**ちょっとした野菜のつけ合せなどで足りない栄養分を補う意識を持てば、健康へのダメージを最小限に抑えられる**はずです。

A

何を食べるかは、糖質や脂肪の量と栄養バランスに注目して選ぶ。ただし、食材がどのように調理されているかにも要注意！

Q9

サラダに手づくりのドレッシングをかけたい。「サラダ油」と「エゴマ油」どっちを使うべき?

いつもの食事に関しては、さらに油についてぜひとも注意してほしいと思います。

というのは、**油の使い方しだいで、突然死につながる脳卒中や心筋梗塞といった重大な血管事故を防げる**ことが、すでに過去の研究からわかっているからです。

「油」とひと口に言っても、実はさまざまな種類があります。

次ページに図を掲載しますが、まず**飽和脂肪酸**と**不飽和脂肪酸**のふたつに大きく分けることができます。

このうちの飽和脂肪酸は、さらに短鎖、中鎖、長鎖の3つに分類でき、**近年人気のココナッツオイルは、このうちの中鎖脂肪酸を多く含む油**です。

その他のふたつのうち、短鎖脂肪酸は主に体内でつくられる脂肪酸です。

最後に残った長鎖脂肪酸を多く含む油の代表格は、豚肉や牛肉などの**お肉に含まれている油**です。バターやラードなどもこの仲間に入ります。

油の種類

油（脂肪酸）

- **飽和脂肪酸**
  - **短鎖脂肪酸**
    乳酸菌などの腸内細菌によって、主に体内でつくられる
  - **中鎖脂肪酸**
    ココナッツオイル、パームオイル、母乳などに多く含まれる
  - **長鎖脂肪酸**
    牛脂、豚脂、ラード、バターなどに多く含まれる
- **不飽和脂肪酸**
  - **オメガ3系脂肪酸**（n-3系）
    魚油、エゴマ油、アマニ油、チアシード油、クルミなどに多く含まれる
  - **オメガ6系脂肪酸**（n-6系）
    ベニバナ油、コーン油、大豆油、ヒマワリ油、サラダ油などに多く含まれる
  - **オメガ9系脂肪酸**（n-9系）
    オリーブ油、キャノーラ油、品種改良したベニバナ油・ヒマワリ油などに多く含まれる

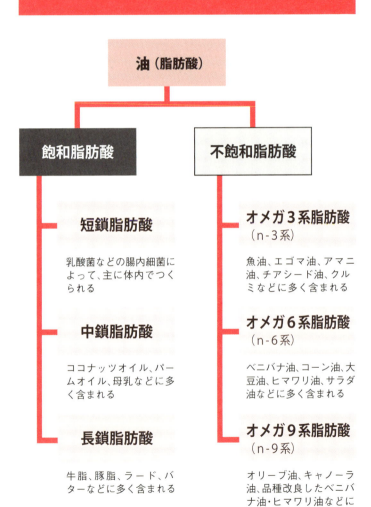

一方の不飽和脂肪酸のほうは、オメガ3系、オメガ6系、オメガ9系の3つに分けられます。

オメガではなく、それぞれnを使ってn－3系、n－6系、n－9系と呼ぶこともありますが、本書では「オメガ」のほうで統一して呼称しましょう。

オメガ3系の脂肪酸を多く含むのは、**お魚の油**や**エゴマ油**（**シソ油**）、**アマニ油**などです。

オメガ6系の脂肪酸を多く含むのは、大豆油やコーン油、ベニバナ油やヒマワリ油など、**揚げ油やサラダ油として使われることが多い油たち**です。

そして、最後のオメガ9系の脂肪酸を多く含むのは、**オリーブ油**やキャノーラ油、品種改良した一部のベニバナ油やヒマワリ油などです。

このうち、たくさん摂ることで突然死にもつながりかねない血管事故（冠動脈疾患など）を防げることが、過去の研究で確認されているのはオメガ3系の不飽和脂肪酸です。

つまり、**お魚の油、エゴマ油、アマニ油**などです。

野菜をほとんど摂らないものの、魚介類を多く食べるイヌイットの人たちに血管事故が少ないことから、判明してきた事実です。

また、**オリーブオイルなどのオメガ9系の油については、コレステロールの代謝を助ける働きがあり、オメガ3系の油ほどではないにしろ「体によい油」と言える**こともわかっています。

逆に、**飽和脂肪酸とオメガ6系の不飽和脂肪酸は、摂りすぎると血管の動脈硬化を進めてしまう作用がある**ことが昔から知られています。

要するに、「**突然死を起こしやすくしてしまう油**」です。

お肉に含まれる油やバター、一般的なサラダ油、揚げ油として使われている油の多くは、残念ながらこちらのカテゴリーに含まれてしまうのです。

これらの油は、どれも栄養源として重要な食品ですし、必須脂肪酸として一定量は体に必要なものもあります（オメガ3系と6系の不飽和脂肪酸）。

ですから、飽和脂肪酸やオメガ6系の油も、完全に避けてしまってはいけません。

しかし、**現代の食生活ではとくに意識をしなければ、大抵の人が飽和脂肪酸やオメガ6系の油を十分すぎるほど摂取している**ことも、さまざまな調査で判明しています。逆にオメガ3系の油の摂取量は、もっと増やしたほうがよいと考えられています。

お魚の油や、エゴマ油、アマニ油を意識してたくさん摂れば、血管事故の予防、ひいては突然死の予防に役立つということです。

少し複雑な話になってしまいましたが、サラダ油や揚げ油はできるだけ避け、これらの体によい油を代わりに使うことを意識すると、大きな効果が期待できるでしょう。

Q9の答えは、サラダ油ではなくエゴマ油を使うほうが、断然健康にはよい、ということになります。

なお、**オメガ3系の油は熱に弱い**ため、ドレッシングをつくるのにはよいのですが、調理油として使うのには適していません。この場合には、オメガ9系の脂肪酸を多く含むオリーブ油やキャノーラ油を使うとよいでしょう。

ドレッシングに使う以外では、**ヨーグルトや納豆に振りかけたり、ジュースに混ぜたりすると、オメガ3系の油を使いやすくなります**。

エゴマ油やアマニ油は、かつては入手が難しい地域もあったようですが、最近では全国的に人気が出てきて、手に入れやすくもなっています。

A

いつも使う油の種類にも注意すれば、確実な予防効果を見込める。お肉は心持ち少なめに、お魚は心持ち多めに食べるようにし、エゴマ油やアマニ油を活用しよう！

INTER MISSION

ココナッツオイルは使い方に気をつけて！

前項の油の分類で、一般に体には悪いとされることが多い飽和脂肪酸のなかでも、中鎖脂肪酸の含有量が多いココナッツオイルは例外扱いとしました。

これは、**中鎖脂肪酸は体内でエネルギーとして燃焼しやすく、血液中の脂質の状態に悪影響を及ぼすことがほとんどない**、とされていることに留意したためです。

近年、このココナッツオイルは一般の方に大人気で、ダイエット効果があるからとコーヒーに入れたり、食事に混ぜたりとなんにでも加えて、より多く摂取するよう努力している方がたくさんいらっしゃいます。

しかし、そうやって**ココナッツオイルを使う際には、代わりに糖質をしっかり制限しなければならない**ことを、忘れないようにしてほしいと思います。

ココナッツオイルが体内で代謝されると「ケトン体」という物質になります。ケトン体はブドウ糖と同じように、脳や体の細胞でエネルギーとして利用され、種々の効果を発揮しますが、**体内にぶどう糖が十分にある状況では有効利用されません**。糖質をたくさん摂取していると、いくらココナッツオイルを摂っても有効活用されないのです。

また、たとえ体内で燃えやすいとしても油は油です。**非常に高カロリーな食品**ですから、使うのであればその分のカロリーをどこか別のところで減らさないと、ダイエットどころか肥満への道を知らぬ間に猛ダッシュで駆け抜けている、なんてことになりかねません。

これは前項でオススメしたオメガ3系やオメガ9系の油についても同じことが言えます。突然死を減らしてくれる体によい油であっても、摂りすぎては肥満を引き寄せてしまう恐れがあるのです。

増えた摂取カロリーは、どこかで減らさなければなりません。

食事に含まれる糖質の摂取量を抑えることは、摂取カロリーの減量にも直結しますから、糖質を意識して食事をすることは、その点でも大いに意義があるのです。

第2章

外での食事のどっち？

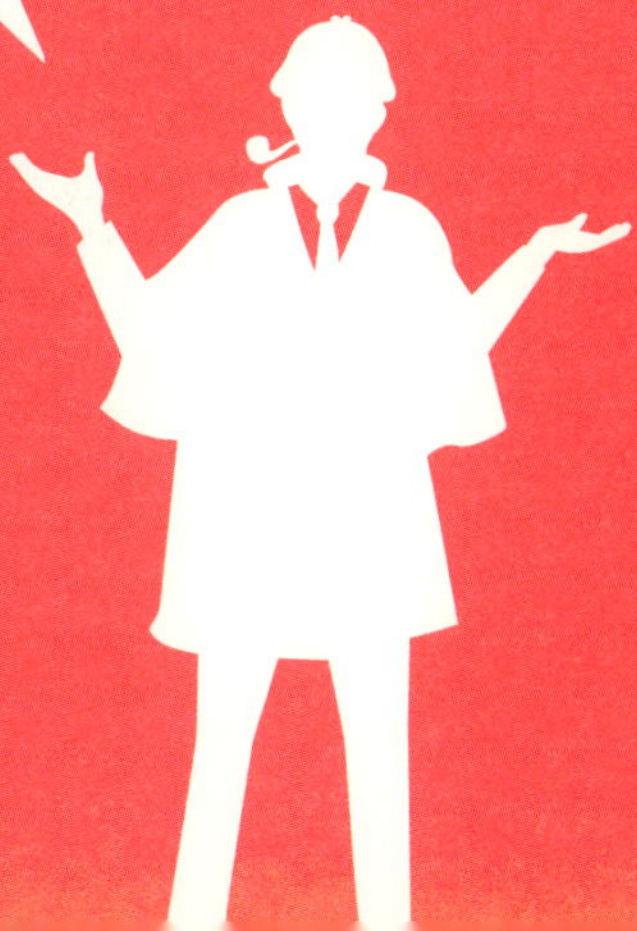

Q 10

会社でのお昼どき、「コンビニ」と「お弁当屋さん」どっちで昼食を買うべきか？

自宅以外での食事では、一般に**栄養バランスについて自分で選択できる幅が広いほうを選ぶ**と、より健康的で、突然死を遠ざけられる食事ができます。

このQ10の二択であれば、コンビニとお弁当屋さんのどちらのほうが、自分で選択できる余地が大きいかを考えるのです。

お弁当屋さんでも、ハンバーグ弁当とか幕の内弁当、親子丼弁当などと、その日の気分によって選択できる幅があります。

幕の内弁当などを選べば、塩分が多すぎるおかずや漬け物などを、品目ごとに残すことも可能でしょう。

ある程度は、自分で選択できる幅がありそうです。

しかし、コンビニで選択できる幅の広さに比べると、**正直比較になりません**。

コンビニで買った昼食というと、かつては「ものすごく体に悪そう」というイメージがあったものですが、**最近のコンビニは侮れません**。

お弁当屋さんでは、でき合いの数種類のお弁当のなかから選べる程度なのに比べ、コンビニではそもそも一食分を構成する各品目ごとに、その日の好みのものを選べます。サラダにはゴボウサラダ、おかずにはダシ巻き卵とメカブのパックを選んだあとに、主食としてサンドイッチを選んでもいいし、おにぎりを選んでもかまいません。

あるいは、**昼食では主食はカットする、という選択もできます**。

品目ごとに細かく選択できるために、その日の食事で口にする栄養素を、ほとんどすべて自分でデザインできる強みがあるのです。

実際、私自身も平日の昼食にはほぼ毎日、コンビニを利用しています。

その日に食べたい好みのサラダと別売りのドレッシングを選んだあとで、その上に乗せる肉料理を決め、さらにゆで卵やチーズ、ヨーグルトなどを購入しています。

糖質を減らすため、とくにお腹が減っている日や運動の予定がある日、テレビ収録の予定が入っている日などのほかは、米、麺、パンなどの主食は買いません。

サラダに生姜焼きなどの肉料理を乗せ、チーズを混ぜて食べることでかなりボリュームが出るので、食事の満足感は得られます。栄養素で見ても、脂質とタンパク質とともに十分なビタミン、ミネラル、さらに食物繊維を補給することができています。

なお、ドレッシングはひとパックすべてを使うと脂質や塩分が多すぎるので、ビタミンの吸収を助けて口当たりをよくするため、半分程度を使うように留めるよう注意しています。

このように、コンビニでは自分の選択しだいで、いかようにも栄養バランスをデザインできるのです。

一般の方の健康志向が高まっているのを受けて、コンビニの側でも個別品目ごとの商品を増やしていますし、**野菜や果物など素材そのものを売っている**ケースも結構あります。

女性客向けの**少量パックが選択できる商品も多い**ので、主食などでは糖質を少しずつ減らすのに役立ちます。

お弁当屋さんでは、一般にかなり濃い味つけがなされていることもあわせて考えれば、コンビニのほうがよほど健康的な昼食を選べる場所である、ということが言えるでしょう。

とはいえ、ならばコンビニで選んだものであればすべてが健康的かといえば、決してそんなことはありません。
1品で完結するお弁当系の商品を選んでしまえば、お弁当屋さんでき合いのお弁当を買うのとまったく変わりません。
また、**菓子パンやお菓子、スイーツなどの余計な誘惑が多い**のも、コンビニならではの弱点です。

結局は、あなたの選択しだいです。

〝まずい〟選択をしないように、本書の他の項目の内容も十分に踏まえたうえで、日々の食事を楽しむようにしてください。

A コンビニのほうが、健康的な昼食を選べる可能性が高い。ただし、1品で完結する商品は選ばないこと！

Q11

「お惣菜売り場」と「サラダ売り場」コンビニやスーパーで最初に向かうべきはどっち?

これは、先ほどのお話の続きです。

昼食や夕食を購入するためにコンビニ、あるいはスーパーなどに行ったときに、**最初にどの売り場に向かうかによって、その人（やその人の家族）が将来、突然死してしまうかどうかはかなりの割合で決まってくる。**

個人的には、そんな感触を抱いています。

これは、**どの売り場に最初に向かうかが、その人が、食事の際にどの品目から考えているか、もっと言えばどの栄養素から考えているかをよく表している**からです。

主食売り場に先に向かう人は、食事を主食から考えています。それはつまり炭水化物、糖質から考えているということです。

食べすぎがなければ、栄養学的には本来は炭水化物（糖質）を中心とした食事が理想的なのですが、炭水化物の過剰摂取から健康を害してしまっている人が非常に多いのが現代社会の現実です。

したがって、糖質をたくさん食べすぎないような食生活を心がけることが、種々の生活習慣病を防ぎ、さらにその先の突然死を回避することにも役立つと考えられます。

それを考えると、最初に主食売り場に向かう人は、ちょっとまずいと言えるでしょう。

次に、**お惣菜売り場に最初に向かう人は、おかずに何を食べるか、から先に考えています**。栄養素で言えば、ちょっと強引ですがタンパク質の供給源を最初に考えている、と言えるかもしれません。

真っ先に主食コーナーに向かう人よりはずっとマシですが、残念ながら**とくにスーパーにおいては、揚げ物が売り場の半分以上を占めているのが現状**です。そのため、必ずしも体によい選択ができるとはなかなか思えません（コンビニの場合は、「だいぶマシ」です）。

そして、**サラダ売り場に最初に向かう人は、食事を野菜から考えています**。栄養素で言えばビタミンやミネラル、食物繊維などから考えている、ということです。

これらの栄養素を先に考えていれば、第1章で述べた「食べるときの順番」も、当然のように野菜から先に食べることができます。

空腹感からの過食を避けて、不足しがちな栄養素を補給できるとともに、食物繊維によって過剰な糖分や脂質の吸収を防ぐこともできるので、突然死からはもっとも遠い位置に立っている、と言えるのです。

もっとも望ましい順番はこうです。

サラダ売り場にまず向かい、今日はどのサラダを食べるかを最初に検討します。それを決めたうえで、次にタンパク質の供給源としてどのおかずを食べるか、お惣菜コーナーに向かって考えます。**このとき、体に悪いオメガ6系の油で揚げている可能性が高く、脂質の過剰摂取にもつながる揚げ物は極力避けるよう意識します**。

そうしておかずも決めたうえで、当日の運動量や夜の食事の予定などを考え、「まだ食べたりない」と感じたときにだけ、主食の売り場に向かうのです。

これから食べるものを決める段階で、このように考えながら食品を選んでいけば、食事に対する習慣や意識全体をよりよい方向に変えていくのも簡単なはずです。

これを逆回りにしたら、最後に野菜を選ぶことになり、「食べきれないかもしれないから今日はサラダはやめておこう」となってしまいます。

当然ながら栄養バランスは悪くなり、生活習慣病が悪化して突然死の扉も日ごとに近づいてくる、となるわけです。

A

今日からあなたも、最初にサラダ売り場に向かおう！

Q
12

コンビニで買ったおにぎり「温めます」か？「そのまま」ですか？

糖質を多く含む主食のお米やパン、麺類などは健康のために減らしたほうがよい、とは言っても、完全に糖質を避けられるわけではありません。そもそも、これも先述したように過剰な糖質制限は、かえって健康を害する恐れがあります。

ある程度は白米などの炭水化物も食べるほうが望ましいのですが、「今日はちょっと食べすぎかな?」と感じるような場合には、白米などを食べてもその悪影響を小さくできるちょっとしたコツがありますから、それを活用してください。

それは、**お米主体の食べ物は冷たいまま食べる**ことです。

お米などに含まれる炭水化物の主体はデンプンですが、このデンプンには人の消化器官で吸収されやすいものと、吸収されにくいものの2種類があります。

消化されやすいほうのデンプンは、小腸で速やかにブドウ糖に分解されて吸収されるので、すぐに血糖値が上昇します。すると、血糖値を下げるためにすい臓からインスリンが分泌されますが、インスリンには血糖値を下げるほかに脂肪を溜め込む働きもあるのです。

したがって、消化されやすいでんぷんを過剰に摂取することは、糖尿病やその予備軍の人のみならず、肥満になりたくない人にとっても危険なことなのです。**食後の血糖値の急激な上昇は、動脈硬化の進行を早めて脳卒中や心筋梗塞の原因にもなる**ので、突然死を避けたいのであれば、できれば避けるべきでしょう。

一方、難消化性のほうのデンプンは「**レジスタントスターチ**」と呼ばれます。**デンプンを加熱したあとに冷やすことでその割合が増え、冷えていたものを温めると、その割合が減ってしまう**という特徴があります。

このレジスタントスターチは、小腸で消化されにくく、大腸まで届いて腸内細菌のエサとなります。空腹感は解消してくれるのに、血糖値の急激な上昇は起こさせず、腸内環境を改善する効果まで期待できるのです。

インスリンの過剰な分泌も起きにくいので、内臓脂肪の蓄積や、肝臓に脂肪が溜まる脂肪肝の予防にも役立ちます。

こうした健康によい働きをするレジスタントスターチをより多く摂取するには、コンビニのおにぎりなどはあえて温めず、**冷えたまま食べたほうがよい**のです。

突然死の予防のためには、炭水化物は温かいものより冷たいものを選びましょう。

レジスタントスターチが含まれるのはお米に限らず、ジャガイモや全粒のライ麦などにも多く含まれています。これらの材料が主体になっている主食やおかずであれば、同じ方法で糖質の悪影響を抑えることができるでしょう。

なお、小麦にもレジスタントスターチは含まれていますが、その量が少ないため、**小麦主体の食品の場合には、冷やして食べてもそれほど大きな効果は期待できない**ようです。

A

お米などの主食をどうしても食べたくなったときには、冷たいまま食べると悪影響を最小限に抑えられる！

Q 13

お昼は近所の定食屋。マナーよく「残さず食べる人」お行儀悪く「一部を残す人」突然死しないのはどっち?

外での食事に限りませんが、これも、医学的な視点から見ると理屈に合わない食事のマナーについての話です。

礼儀から言えば、出されたものは残さず食べるのが正しいとされます。

いわゆる「もったいない精神」から言っても、頼んだからには、出てきたものは全部食べるべきだとされています。

しかし、一般に濃い味つけがなされている外食では、塩分を控えるために漬け物やおかずの一部、あるいは味噌汁などの汁物の一部を残したほうが、高血圧予防のためには望ましい場合が多々あります。

また、糖質を減らすために、主食のご飯などを半分だけ残すなどの手法は、大変有益なものでもあります。

ですから**たとえ礼儀には反したとしても、外食時にも自分の都合に合わせて一部を残す人のほうが、各種の生活習慣病を発症しにくく、ひいては突然死も予防しやすい**、ということが言えるでしょう。

この点についての現実的な対応策としては、外食する際にはこのQ13の設定のように、

できるだけ定食形式のお店を選ぶ、ということがまず挙げられます。

うどんやカレー、牛丼などの1点ものの食事が出されるお店では、気がひけてなかなか一部を残すことができない、という人が多いです。料理がいくつかの小皿に分かれている定食形式のお店を選んだほうが、心理的にも一部を残しやすいのです。

そのうえで、**最初から必要がないと思っている食品については、注文時に省くように言ったり、ご飯の量を減らすように頼んだりすれば、外食であっても無理なく栄養バランスの調節ができます**。

もちろん、カレーやうどんなどの1品料理をどうしても食べたいときもあるでしょうから、それはそれで食べればよいのです。

ただ、その頻度は少なめに、たまに行く程度にするのがよいでしょう。

A

勇気を持って残すほうが体にはよい。定食形式なら比較的残しやすいし、最初から個別の注文もできる!

Q 14

これから接待の飲み会。「ウコンを飲む人」と「牛乳を飲む人」悪酔いしないのはどっち?

世のサラリーマン諸氏の多くには、飲み会の前にウコンを飲めば、悪酔いや二日酔いをしにくくなる、というのはすでに常識の一部となっているようです。

しかし、実はこの**ウコンの二日酔い防止の効能は、必ずしも科学的に証明されているわけではありません。**

同じことは、シジミ汁などについても言えます。

どちらかと言えば、**これらは「おまじないグッズ」に近いもの**だと、私などは思っています。

そして、単に効果がないだけならそれはそれでよい（？）のですが、ウコンやシジミ汁を飲むことが免罪符となり、往々にして飲みすぎてしまうほうが大問題です。

「百薬の長」とも言うように、**お酒は適量であればむしろ健康によい影響を与えます。**

全身の血行を促進しますから、とくに突然死に直結する心筋梗塞や脳卒中などは、むしろ減らす効果さえあることが確認されています。

しかし、それはあくまで適量を守れば、の話。**ウコンやシジミ汁を免罪符にしてしまう**

です。

と、適量などはあっという間にとおりすぎ、過剰なアルコール摂取が習慣になりやすいの

適量を超えた過剰な飲酒は、一転、さまざまな病の元凶となります。

肝機能にダメージを与え、各種の生活習慣病やがん、アルコール依存症や重大な血管事故などの遠因となっていきます。

いずれにしても、お酒は節度を持って楽しまなければならないのですが、もし事前に飲むのであれば、**むしろ牛乳を飲むことをオススメします**。

宴会に向かう前にコンビニなどで小パックの牛乳を飲めば、**空腹の状態よりも胃腸からのアルコールの吸収を少し緩やかにしてくれる効果が期待できるからです。**

ただし、牛乳の二日酔い予防効果にも、確たる根拠となるデータはありません。

仕事柄、お酒を飲まざるをえないというサラリーマン諸氏には、**大量のお酒から身を守ってくれる都合のよい方法など、どこにもない**のだということを、決して忘れないでほしい

と願います。
それを肝に銘じ、適量の飲酒を長期的な習慣にできれば、生活習慣病や突然死を予防する効果も見込めるでしょう。
なお、健康にお酒を飲み続けるには、**適度な休肝日を設けることも必須**です。

酒は飲んでも飲まれるな。

適量を守って、むしろ薬としてください。

A

ウコンやシジミ汁が二日酔いを防ぐという証拠はまだない！

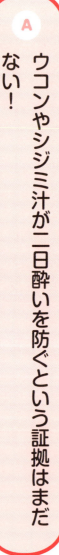

Q 15

居酒屋でとりあえずビール！「フライドポテト」と「鶏の唐揚げ」おつまみを頼むならどっち？

お酒については、前述したように適量を守ることが何より大切です。休肝日を設けたうえで適量を守っていれば、健康を増進して突然死を防いでくれるでしょう。

お酒の種類については、**ビールや日本酒などの発酵酒より、焼酎やウイスキーなどの蒸留酒のほうが糖質が少ない**とか、**ワインにはブドウの栄養素が含まれているので健康によい効果が期待できる**など、気にしようと思えばいくらでもできます。ただ、それよりも「適量かどうか」のほうが、みなさんの体にはずっと大きな影響を与えるでしょう。

それぞれのお酒の適量はおおよそ次のとおりです。ここで再確認しておいてください。

- **日本酒（清酒、純米酒）**……男性：**1合**　女性：**0・5合**
- **ビール**…………………男性：**中びん1本**　女性：**中びん0・5本**
- **焼酎**……男性：**0・6合**　女性：**0・3合**
- **赤ワイン**……男性：**グラス2杯**　女性：**グラス1杯**
- **白ワイン**……男性：**グラス2杯**　女性：**グラス1杯**
- **ウイスキー、ブランデー**……男性：**ダブル1杯**　女性：**ダブル0・5杯**

〔厚生労働省「健康日本21：アルコール：目標値のまとめ」より計算〕

そして、お酒に関してはもうふたつ、大変重要な注意点があります。

体によいおつまみを選ぶこと。

そして、**それを食べすぎないこと**です。

居酒屋などのおつまみには、喉が乾いてお酒が進むように、塩分をたっぷり含んだ塩辛い料理が用意されているケースが少なくありません。また、口のなかが油っぽくなってもすぐにお酒で洗い流せるので、脂質が多く含まれた揚げ物のレパートリーも豊富です。

お酒を飲むと食欲も強まるので、こうした栄養バランスの悪い食品を食べすぎてしまいがち。適量を守っているのであれば、**お酒そのものの害より、むしろこうしたおつまみによる害のほうがよっぽど大きなもの**だと私は思っています。

そのおつまみの選択では、まずは**あまりに塩分や脂質が多すぎるものを避けましょう**。

塩辛やカラスミなどにはびっくりするほど塩が入っていますし、明太子パスタの明太子も要注意です。

フライドポテトや鶏の唐揚げなどの揚げ物もできるだけ避け、刺し身の盛り合わせや焼き魚などの**お魚系のおつまみ**、あるいは枝豆や冷奴《ひややっこ》などの**大豆系のおつまみ**、さらには、どのお店にも必ず用意されている**各種のサラダ**などを代わりに頼みましょう。


ただし、なんとなく今日は揚げ物が食べたい、という日もあるでしょう。

そういった日には「糖質+脂質」のフライドポテトではなく、「タンパク質+脂質」でまだしも栄養バランスがよい、**鶏の唐揚げのほうを選ぶ**ことをオススメします。

鶏の唐揚げにサラダを合わせて食べれば、食物繊維も摂れるので、一応の栄養バランスは整います。

とはいえ脂質がかなり多いですから、食べすぎてはいけませんし、衣は残すという手もあります。


また、野菜を補充するためにサラダ系のおつまみを頼むときには、**糖質いっぱいの「サラダもどき」ではないか**も要チェックです。

ポテトサラダやマカロニサラダは、主原料はジャガイモや小麦で、どちらも糖質をたっぷり含みます。

多少の食物繊維は摂れますが、どちらかと言えば健康には悪影響のほうが大きいでしょう。むしろグリーンサラダや海藻サラダ、大根サラダ、ゴボウサラダなどを選ぶようにしてください。

そして、**サラダを選ぶ際には、脂質が多いドレッシングがかかりすぎていないかも、しっかりチェック**します。

とくにシーザーサラダは、野菜のバランスはよいのですが、ドレッシングをかけすぎているお店がよくあります。野菜ではなくドレッシングを食べているような気さえすることもあるので、注文前には必ず確認するようにしましょう。

ドレッシングはサラダにかけず、容器や小皿に入れて別に持ってきてもらうよう、あらかじめ頼んでおいてもいいですね。こうすれば、自分たちで分量を調節できます。

蒸し野菜の盛り合わせなども一見体によさそうですが、レンコンやイモ類、カボチャなどの根菜類が中心の組み合わせの場合は、含まれている糖質が意外に多いです。むしろ野菜スティックなどを選ぶことをお勧めします。

そして、乾き物が好きな方の場合には、イカをそのまま乾燥させた**あたりめがイチオシのおつまみ**でしょう。

イカやタコは糖質もほとんど含みませんし、体によいオメガ3系の不飽和脂肪酸や、血圧低下や肝機能向上の効果が期待されるタウリンも含みます。しっかり噛まないと食べられませんので、食べるペースをゆっくりにする意味でも最高のおつまみと言えます。

糖質が多い〝柿の種〟が含まれる柿ピーや、塩分が多めのチーズ鱈などを選ぶより、こうした**素材そのものを味わうおつまみのほうが、総じて健康状態をよくしたり、悪い影響を緩和してくれたりするもの**です。

A

問題の二択なら、糖質を含まない鶏の唐揚げが正解。ただし、野菜を一緒に食べて栄養バランスを整えること。どんなおつまみも、決して食べすぎてはいけません！

Q
16

今夜の食事会はワインバル。「ミックスナッツ」と「ドライフルーツ」おつまみを頼むならどっち?

ワインやリキュールに合わせる洋食系のおつまみではどうでしょうか？

ここに示した二択であれば、**ミックスナッツのほうが断然オススメ**です。

なぜなら、**ドライフルーツには想像以上に多くの糖分が含まれている**からです。

ドライフルーツをつくる過程では、そのままでも十分に甘い各種のフルーツを、乾燥させることでギュッと小さく縮めています。そのため、そこに含まれている糖分も、ギュッと濃縮されているのです。

ふだん、マンゴーやパイナップルなどを一度に2個も3個も食べることはまずありません。しかしドライフルーツになっていると、いつの間にかそれくらいの量を食べてしまっている場合があります。

糖質たっぷりの食品ですから、食べすぎると血糖値を急激に上げ、血管を傷めつけて突然死をも引き寄せかねません。大変危険な食べ物なのです。

また、ミックスナッツに含まれている各種のナッツには、血管に優しい効能を持つものがいくつもあります。これも、ミックスナッツをオススメできる要因となります。

なかでも、最近人気が急上昇中なのがクルミで、**お魚の油やエゴマ油、アマニ油などと同じオメガ3系の不飽和脂肪酸が豊富に含まれています**。

脂質の摂取量全体のうち、この脂肪酸の割合を増やせば増やすほど血管事故が減ると考えられていますから、突然死予防に直結する食品と言えます。

ほかにも、アーモンドには抗酸化作用の強いビタミンEや脂肪燃焼効果が高いビタミンB2が豊富ですし、ピーナッツにはオリーブ油などと同じオメガ9系の油が多く含まれ、血中のコレステロール代謝を助けてくれます。

ピスタチオにはカリウムやビタミンB1、マカダミアナッツやカシューナッツにはさまざまな栄養素がバランスよく含まれていて、どのナッツにもなんらかの健康効果が期待できます。

いずれもカロリーは高いので食べすぎは禁物ですが、少量であれば、最高のおつまみになるでしょう。

もちろん、おつまみではなく仕事どきのコーヒーブレイクのお供としても最適です。

ちなみに、チーズの盛り合わせなどもよい選択ですが、こちらは**塩分が多いので、これも少量に留めることが必須**です。

A

クルミなどのナッツ類は、食べすぎなければ健康にとてもよい。ドライフルーツは糖分が多すぎる！

第3章

日々の暮らしのどっち？

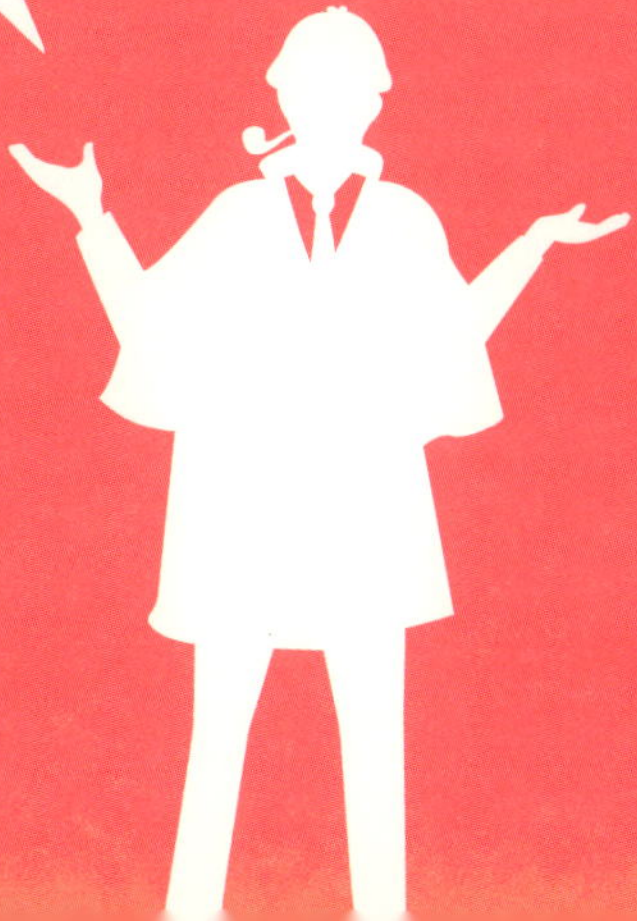

Q 17

朝の目覚まし時計「大音量で一気に起きる」か「スヌーズ機能でのんびり起きる」突然死しないのはどっち？

ここからは、日々の暮らしのなかで気をつけるべき、さまざまな生活習慣について見ていきましょう。朝起きてから夜眠るまでの時系列に沿って確認していきます。

早速ですが、**朝の目覚めの時間帯は、「突然死を予防する」という意味では1日のなかでもとくに重要な時間帯**です。

なぜなら、**自律神経が副交感神経系が優位な状態から、交感神経系が優位な状態へと切り替わる時間帯**が朝だからです。

これだけでは意味がわからないでしょうから、少し詳しく説明しましょう。

私たちの神経系のうち、意識的に動かしたりしなくても勝手に自分で動いてくれる神経系のことを、とくに「**自律神経**」と言います。

たとえば心臓の拍動や体温・血圧の調節、胃や腸による消化活動、発汗、瞬《まばた》き、呼吸などの動き・働きは、手や足を動かすのとは違って、とくに意識しなくても体が勝手に行ってくれます。これらの動きや働きをコントロールしているのが自律神経です。

交感神経系と副交感神経系の働き

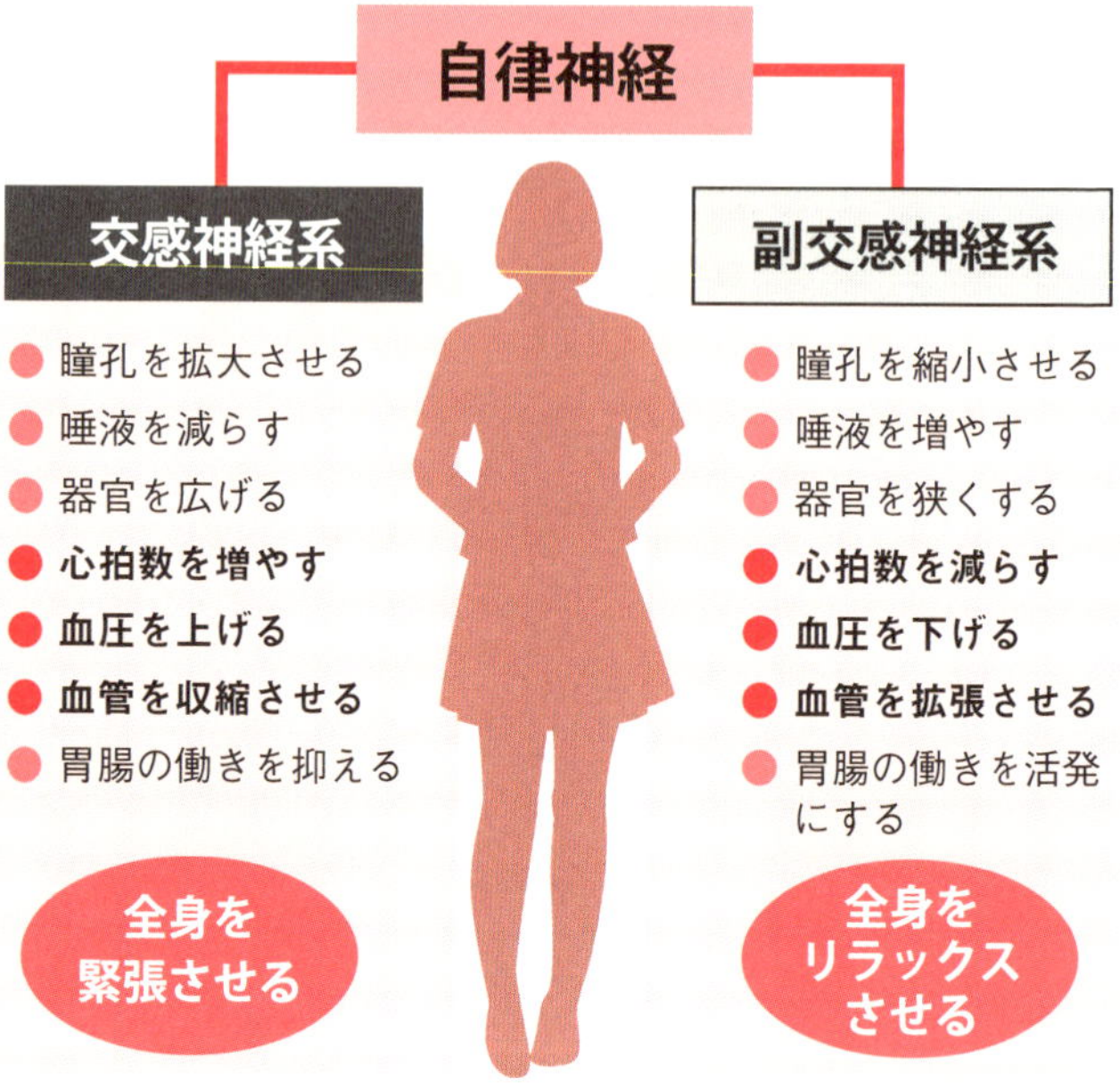

そして、自律神経はさらに、全身の覚醒や緊張を促す「**交感神経系**」と、逆に全身にリラックスを促す「**副交感神経系**」とに分けられます。

少々込み入っているので、図も掲載しておきます。

さて、この交感神経系と副交感神経系のふたつは、**活発に活動しているときには交感神経系が優位に**、**休息しているときや睡眠中には副交感神経系が優位に**と、交互に優位な神経系を切り替えながら、私たちの体が正常に機能するように常に働いてくれています。

そして朝の目覚めの時間帯は、このうちの副交感神経系が優位な睡眠状態から、交感神経系が優位な状態へと切り替わり、日中の活動に備えて全身を覚醒させていく不安定なタイミングにあたるのです。


右の図にもあるように、**交感神経系が優位な状態では、心拍数が増え、血管は収縮し、全身の血圧が上がります**。

これは、日中の活動に備えて全身の細胞に、酸素や栄養をよりスムーズにいきわたらせるための働きですが、生活習慣病や加齢によってすでに血管が傷んでしまっている人の場合、この働きがかえって悲劇を呼び寄せることがあります。

血圧が上がれば、血管の内壁にかかる圧力や摩擦力が強くなります。すると動脈硬化の進んでいるところに血栓《けっせん》（血の固まり）ができたり、血管の壁が破れたりしやすいのです。

実際に朝起きてから数時間のあいだは、医師のあいだでは「**魔の時間帯**」とも呼ばれています。**脳卒中や心筋梗塞を引き起こしてしまう患者さんが増える**とされているからです。

このただでさえ危ない時間帯に、大音量での目覚ましはさらなる「爆弾」となりかねません。ぐっすりと眠っていたところに大音量の目覚ましが鳴り響くと、私たちの体は想定外の刺激に対応するため、睡眠中の副交感神経系優位の状態から、急激に体を覚醒させようとします。**交感神経系が一気に緊張し、血管の収縮や心拍の上昇、血圧の上昇などが急速に行われる**のです。

脳卒中や心筋梗塞など、突然死のきっかけともなりかねないでしょう。

そうではなく、**目覚まし時計には最初は小さな音から、時間をかけて少しずつ音量が大きくなっていくスヌーズ機能を使うのがオススメ**です。

この方法であれば、私たちの体も時間をかけて少しずつ覚醒していけます。

副交感神経系が優位な状態から、交感神経系が優位な状態へと、自律神経がスムーズに切り替わっていく助けにもなるでしょう。

A 目覚まし時計では、絶対にスヌーズ機能を使うべし！

Q 18

使い終わった布団は「しばらく放ったらかし」か「すぐに畳んで片づける」
避けたほうがよいのはどっち？

Q18も、前項と同じポイントに注意すれば自ずと答えは出てきます。

正解は、「しばらく放ったらかしてから畳む」ほうが突然死はしにくい、です。


布団一式を畳み、押し入れに収納するというのは意外に重労働です。

布団のように重いものを持ち上げる動きでは、体にぐっと力を入れるので筋肉が膨らみ、その分、血管が収縮して一時的に血圧が上がります。

前述したように、目を覚まして寝床から起きたタイミングというのは、ただでさえ自律神経が副交感神経系から交感神経系へと切り替わる不安定なタイミングです。

何もしなくても自然に血圧が上がっていくのに、そこへ重い運動で負荷をかけ、さらに血圧を上げてしまうのは危険な行為です。

ものすごく若いうちならともかく、高齢になってからではとてもオススメできませんし、たとえ30代、40代の方であっても、すでに生活習慣病を抱える患者さんや、その予備軍の方であれば避けたほうが無難でしょう。


身だしなみとしてはイマイチでも、**目を覚ましてすぐには布団は畳まず、**

しばらくは放ったらかしにしてしまいましょう。

睡眠中に布団が吸い込んだ湿気をそうして乾燥させてから、おもむろに畳み始めるほうが血管にも優しいですし、**カビやダニの繁殖を避ける意味でも望ましい**はずです。

ご存じのとおり、カビやダニの繁殖はアレルギー症状の発症にもつながります。

起きてからしばらく時間が経ってからであれば、すでに自律神経も交感神経系が安定的に優位になっています。

布団を押し入れへと収納する重労働への「体の準備」もできていますから、多少見た目は悪くとも、使った布団はしばらく放っておくのが突然死を防ぐ習慣となるのです。

A

危険な朝の時間帯には、布団を片づけるという重労働はできれば避けたい。畳むのはしばらく乾かしてから！

Q 19

男性陣の朝のトイレ、男らしく「立ってする」か女性のように「座ってする」あなたの選択はどっち？

さまざまな調査によると、すでに**日本の成人男性の半数近くは、洋式トイレでの小便を座ってするようになっている**ようです。

とくに既婚者ではその割合が大きく、3分の2近くの既婚男性は座ってしている、という結果が出た調査もあります。

その背景には、水はねによってトイレを汚すことを嫌う、奥さま方の強いプレッシャーがあるのは想像に難くありません。

しかし、**実は突然死や思わぬケガの予防という観点からも、男性陣の朝のトイレは立ってするよりは座ってするほうがよい**のです。

排尿をしているとき、私たちの体では血圧が下がります。

たとえそうであっても、ふだんはとくに何も感じないことが多いのですが、たまたま体調が悪かったり、何かのバランスが崩れていたりすると、排尿での血圧低下をきっかけとして意識を失ってしまう場合があります。

これを「**排尿失神**」と言うのですが、このとき、立って排尿していると転倒してしまうのです。

座って排尿していれば、失神しても大きなケガをすることはあまりありません。しかし、立った状態から失神すると、受け身をとれないので重量のある頭部を床などに打ちつけ、大きなケガをしてしまうケースがあります。

成人の頭部は、おおよそ体重の8〜10%の重さがあります。体重50キログラムの人では、5キログラム程度です。

立った姿勢から失神すると、この5キログラムの物体が1メートル以上の高さから自由落下に近い形で落下することになります。

転倒時の姿勢や床の材質などによっても衝撃の大きさは随分変わりますが、ざっくり計算すると、**頭部に100キログラム以上の衝撃がかかることも、十分ありうる**ことがわかります。

これだけの衝撃を受ければ、下手をすると頭部や脳内の血管に出血が起こる危険性があるでしょう。

すなわち、**脳出血**や**クモ膜下出血**です。

対応を誤れば、突然死する可能性もある大変危険な病気です。

また、**高齢の方であれば、転倒時に頭部以外の手足や腰の骨を折ってしまうことも心配**です。

高齢になってからの脚部や腰部の骨折は、寝たきりの直接の原因となることも少なくないからです。

さらに言えば、男性の体の構造上、**立ってするよりも座って排尿したほうが、残尿しにくい**とも言われています。

加齢にともなって尿の勢いやキレが悪くなってきたとき、意地を張って立って排尿し続けていると、残尿でズボンを汚してしまう危険性が高まってしまうのです。

こうした諸事情を考えれば、朝に限らず洋式便器には座ってことをすますのが、男性陣にとってのより安全な習慣と言えそうです。

どうも、この設問については、奥さま方の喜びの声が聞こえてきそうな結論となったようです。

A

和式・様式を問わず、立っての排尿には失神のリスクがある。座れるときには座ったほうが安全です！

Q 20

朝の洗顔と歯磨き、「冷水で洗う人」と「ぬるま湯で洗う人」突然死しないのはどっち？

これは、とくに寒い時期には気をつけたいポイントです。

冷たいものに体が触れたときの刺激を「**寒冷刺激**」と言います。

この寒冷刺激を受けると、私たちの体では交感神経系が緊張し、血流を増やして体温を上げる反応をします。冷えた体を温めるための反応ですが、このとき、**同時に血圧も上がってしまいます**。

すでに何度も述べているように、朝は自律神経が不安定な時間帯です。

副交感神経系から交感神経系への切り替えで、自然に血圧が上がっていくため、何もしなくてもリスクが高まっています。そんなときに、急な寒冷刺激でさらに血圧を高めてしまっては、いつかは重大な血管事故を引き起こしかねません。

とくに冬場は、布団のなかと部屋の気温とが大きく違うため、ただでさえ体は寒冷刺激による負荷を受けています。そこに、さらに冷水による洗顔や歯磨きまでして血管を傷めつけるのは、爆弾の周りで毎日火遊びをしているようなものでしょう。

ずっと危険なことを続けていれば、いつか事故が起こる確率は日に日に高まります。

もちろん、何も事故を起こさずに人生を終えられる人も多いでしょうが、集団として見れば、突然死したり血管事故を起こしたりしてしまう人の数は確実に増えます。

寒い時期はとくに注意して、また、できれば暑い時期にも共通して、**朝の洗顔や歯磨きはぬるま湯で行う**よう意識したいものです。ぬるま湯であれば、寒冷刺激で血圧を上げることはありませんから、血管をいたわることができます。

なお、逆に熱すぎるお湯は、これも「**熱刺激**」となって血圧を高めてしまいますから、必ずぬるま湯を使うようにしてください。

ちなみにこの理屈を知っていれば、一部の人に健康法として人気がある**「朝イチの冷水シャワー」が、大変危険な習慣である**ことも容易に想像がつくでしょう。

確かにスッキリと覚醒することはできるでしょうし、冷えた体温を上げるために代謝が活発になるという点では、肥満防止の効果もあるのかもしれません。しかし、全身に急激な寒冷刺激を与える習慣であるため、**冷水シャワーの最中には血圧の急上昇が起こっています**。

加齢によって動脈硬化が進んでしまっている高齢者はもちろん、各種の生活習慣病を抱えている人や、その予備軍の方が実践したとしたら、さながら毎朝、ロシアンルーレットをしているようなものだと私は思います。

そもそも寒い時期には、シャワーを浴びるために朝から裸になること自体、危険ですからできれば避けましょう。どうしても朝に浴びたいのであれば、ふつうに温かいお湯のシャワーを浴びるようにしたほうが、よほど健康になれると思います。

さらには、**寒い時期には床につく際にあらかじめ手近に羽織るものを置いておき、朝起きて洗面所に向かうときには、それを羽織ってから向かう**ようにしましょう。

これだけでも朝の寒冷刺激を減らすことができ、突然死の危険性を小さくできます。

A

冷水には寒冷刺激のリスクがある。起きたらすぐに温かい格好をして、ぬるま湯を使うようにしよう！

Q 21

朝の身だしなみ、ネクタイ・ベルトを「キッチリ締める派」と「ちょっぴり緩めのダラダラ派」望ましいのはどっち?

これも血圧についての話です。

血圧は、体を締めつけることでも上がります。

たとえば体調が悪い人が病院に運び込まれると、医師はまずその人が着ている服のエリ元を緩めるよう、看護師さんに指示します。これなどは、往々にして患者さんの血圧を下げる意図もあって行っている指示なのです。

服のエリ元を緩める程度でも、十分に血圧を下げる効果がある、というわけです。

ということで、男性であればネクタイやベルト、女性であれば胸元を強調するためのきつい下着などは、とくに自律神経の状態が不安定な朝の時間帯には、できれば避けたほうがよい服装となります。

とはいえ、実際にはなかなかノーネクタイやノーブラにするわけにはいきません。

朝のうちは、あまりキリッと体を締めつけないようにネクタイやベルトは緩めにしておくとか、ブラのホックはひとつ緩いところにかけておくなどの工夫が有効でしょう。

職場に出社して、自律神経が完全に交感神経系優位に切り替わって安定したら、ネクタイを締めるなり、更衣室で下着をきちんと直すなりすればよいのです。

ただし、昼間の活動時間帯でも、体を締めつければそれだけ血圧が上昇するのは変わりません。そのため、**あまりきつく締めつけるのはよくありませんし、長時間締めつけ続けるのはもっとよくありません**。

締めつけるにしても圧迫感がない程度にしておき、休憩時間などにはこまめに緩めるよう意識をすれば、血圧を下げて突然死を予防するのに役立つはずです。

A

とくに朝のうちは、少し緩めに着るほうがいい。昼間は多少締めつけてもいいが、長時間締めつけ続けるのは避けること！

Q22

電車通勤で「足を横に開いて立つ」か「足を縦に開いて立つ」かいつものあなたはどっち？

身だしなみを整えたら、次は出勤ですね。
読者の多くは電車通勤をされていると思いますが、電車のなかで過ごす時間についても、より健康的なものにするためのコツがいくつかあります。ここではそれを説明しましょう。

まず、運よく座れる座席があるときに、座るべきか立ったままでいるべきか、という頻繁に直面する選択があるでしょう。

これについては、その日の体調が悪かったり、足腰に痛みがあるなどの理由がないのであれば、**基本的には立ったままでいるほうが体にはよい選択**となります。

最近の研究で、**人間は1日のうちで座っている時間が長ければ長いほど、肥満や糖尿病になりやすくなり、脳や心臓の血管病やがんの発症リスクまで高くなる**ことが判明しています。

結果として、**座っている時間が長い人の寿命は、短くなる可能性もある**とのこと。
おそらくこれは、運動不足や下肢《かし》(足)の血流の停滞との関連からきているのでしょう。

そこで、**座っている時間を少しでも短くすれば、その分、体を動かすことにつながります。**

電車のなかで立っているだけであっても、揺れに耐えながら自分の体重を足腰で支えている、という意味では「軽い運動」と言えなくもありません。

ですから、立つ元気があるときには、立ったままでいるほうがオススメなのです。

ただし、加齢による変形性関節症《へんけいせいかんせつしょう》などを抱えていて、立ったままでいると症状が悪化するような恐れがあるときには、ためらわずに座ったほうが体にもよいことは言うまでもありません。

過ぎたるは及ばざるが如し、何ごとも臨機応変が大切です。

また、私が電車に乗る際には、**電車に乗り込んだらドアのすぐ近くには立たず、できるだけ車輌の奥のほうまで入り込む**ようにもしています。

これは、ドアの近くは電車が停車するたびに乗客が乗り降りし、精神的に落ち着かないためです。

各停車駅での乗り降りの際、電車が混んでいるとドアの近くでは他の乗客と肩がぶつかったり、体を押されたりします。**こうした他者との予期せぬ体の接触は、私たちに意外に大きな心理的ストレスを与えています。**

ストレスは、多すぎると交感神経系を過剰に緊張させてしまいます。

血圧の上昇などにもつながりますから、ドアの周辺に比べれば多少はそうした接触を減らすことができる、車輌の奥にまで入り込むほうがよいのです。

そして、奥まで入りこんだ位置では、しっかりと吊り革をつかみ、急な停車などで転倒しないように気をつけます。

そのうえで、**足は肩幅程度に左右に開いた位置から、さらに前後に縦方向に開き、足の筋肉にかかる負荷を意識しながら立つ**ようにしています。

一般的には、窓から外の景色を見ながら、足を横方向に開いて立つ人が多いと思いますが、この方向と足の開き方では、電車が揺れたとき主に体の側面に負荷がかかり、筋肉をあまり動かせません。運動量も、それほど大きなものにはなりません。

一方で、縦に足を開くことによって、**電車が揺れた際にふくらはぎやすねにある大きな筋肉に負荷をかけられます**。揺れに合わせて片足ずつ少しかかとを浮かせるようにすれば、運動量はより大きくなるでしょう。

ふくらはぎの筋肉には、収縮と開放を繰り返すことで心臓から遠くにある下肢の血液を、重力に逆らって心臓まで押し戻す助けをする働きもあります。

前後の揺れに耐えることは、このふくらはぎの筋肉を繰り返し収縮させて血管をマッサージすることにもなり、下肢の血行を促進するのです。

血行とは血液の流れのことですが、より多くの血液が血管のなかを流れると、それによって血管の内皮細胞から「一酸化窒素（ＮＯ）」という物質が分泌されます。

この物質には、**固くなった血管を柔らかくする効果もあります**から、突然死を引き起こす脳卒中や心筋梗塞を防ぎ、血管を若返らせる効果も大いに期待できるのです。

A 電車では足を縦方向に開き、ふくらはぎの収縮を意識しながら立って過ごすとよい。立つ位置にも要注意！

Q 23

高速道路での運転で「前の車についていく人」と「ちょくちょく追い越しをかける人」突然死しないのはどっち?

車で通勤という方もいるでしょうから、運転時の習慣についても触れておきましょう。

とはいえこの二択の答えは、さすがにすぐにわかりますね。

9ページでも紹介したように、交通事故などの不慮の事故による突然死は、日本人全体の死因のなかでも3％を占める上位につけています。

高速道路に限らず、**前の車の追い越しをすると、どうしても事故の確率は上がります**。

ですから突然死を防ぎたいのであれば、**追い越しはしないほうがよいのがあたり前**です。

医学的な面から見ても、追い越しをするときにはそれまでよりも速度を出しますし、複雑なハンドル操作を必要としますから、**非常に緊張してその間は心拍数が増えて血圧も上がります**。

高血圧は突然死につながりかねない危険因子ですから、脳卒中や心筋梗塞を防ぎたいのであれば、やはり追い越しはやめておいたほうがよいのです。

とはいえ、これでは少々優等生すぎる記述ですね。

前をゆく車があまりにゆっくりなのであれば、追い越しをかけたいときもあるでしょうし、運転中は気が大きくなりがちなので、ゆっくり走るのは性に合わない、という人もいるでしょう。実は私自身、そういう傾向がないでもありません。

そこで、あくまで頭の体操として、「突然死を防げる追い越し方法はないか？」を考えてみましょう。

追い越しで健康面から問題になるのは、緊張から心拍数を増し血圧を上げてしまうことでした。その緊張は、それまでの通常の運転時とは違う速度を出したり、複雑なハンドル操作をすることによってもたらされるものです。

ということは、たとえば高速道路ではずっと右側の追い越し車線を走り、複雑なハンドル操作やスピードの加速・減速などの操作を不要にしてやれば、あまり緊張することはなくなります。少なくとも、一時的な高血圧の発生については防げるのではないでしょうか？

ただしこの方法を実践するには、安定的な高速運転ができる馬力のある車が必須です。

スピードを出すと車体が安定しなくなる可能性がある軽自動車などでは、とてもオススメできませんから注意してください。

そして、**そもそも道路交通法の規定で、高速道路で追い越し車線を継続的に走り続けることは禁止されています。**

高速道路の追い越し車線を走っていいのは、追い越しをかけるときと工事などの何か特別な事情があるときだけです。

あくまで頭の体操に留め、実践は決してしないようにくれぐれもお願いします。

追い越しを頻繁にかけるのであれば、事故や高血圧の危険が高まります。やはり、**結論はのんびり前の車についていくほうが安全**、ということで変わりありません。

A 当り前だが、追い越しはしないほうがずっと安全！

Q
24

仕事の結果について
「トップ以外は許さない人」と
「2番じゃダメなんですか?
と言う人」
リスクが低いのはどっち?

職場に着いたら、仕事への向き合い方についても気をつけてください。

これはその人の性格とも関係するので、必ずしも「生活習慣」とは言えないのですが、**仕事との向き合い方においても心筋梗塞や脳卒中などの重大な血管事故を起こしやすいタイプの人と、そうではないタイプの人がいる**ことが判明しているからです。

血管事故を起こしやすいのは、強い目標意識や競争心を持ち、仕事であれ私生活であれトップをとらなければ気がすまないような人です。

同時に多くの仕事を処理しようとし、イラッとくることがあれば誰はばかることなく、その苛立ちを言葉や態度に表します。話すスピードや食事のスピードも速く、他者に対して頻繁に挑発的な態度をとる反面、相手からの攻撃を過剰に警戒する側面もあります。

要するに、**短気でせっかちな人**ですね。

こうした行動パターンを、医学的には「**A型行動パターン**」とか「**A型性格**」などと言いますが、さまざまな調査で**ほかのタイプの人よりもストレスを溜めやすい**ことがわかっています。

ストレスは、適度であれば生活にハリをもたらしてくれるため、まったくないよりは多少はあったほうがよいものです。しかし、溜まりすぎると交感神経系の緊張を慢性化させてしまいます。その結果、血圧の上昇を招きます。

高血圧は心筋梗塞や脳卒中のきっかけともなりかねないので、相対的に突然死のリスクが高くなるのです。

こういう性格を自覚している人は、カッとなってもすぐに怒りをぶちまけず、その場で深呼吸をしたり、明日に回せる仕事はできるだけ明日に回すようにするなど、**日々の仕事でも意識的にストレスを溜めないよう心がけてください**。

また、休日には仕事のことをきっぱり忘れ、外出や運動をするなどして、上手にストレスを解消するよう心がけるとよいと思います。

そしてさらに、日本人男性にはこのA型行動パターンとはまた違った性格の、血管事故を起こしやすい人たちがいることも判明しています。

それは、「**B型行動パターン**」とか「**B型性格**」などと言われる行動パターンの人たちです。

この人たちは、マイペースで競争を避け、他者との優劣にこだわりません。仕事でも、同僚に負けることを気にしないような性格です。動作も比較的のんびりとしていて、逆境にあってもあまり不平不満を言わず、コツコツと努力することを重視します。

国民性もあってか、日本ではこのB型行動パターンの人が占める割合が多いのですが、実はこの行動パターンの男性は、日本の調査では**A型行動パターンの人よりも心臓病を起こすリスクが高い**とされています。

職場で我慢に我慢を重ねることで、知らず知らずのうちに大きなストレスを溜め込んでしまうケースが多いのでしょう。

こういう性格の人は、自分が我慢することでストレスを溜めていること自体を、あまり自覚していない場合も多いものです。

何か不満があるのであれば、ときにはそれを口にすることも精神の健康を維持するうえでは大事なことですから、必要以上に我慢をしすぎないよう、日ごろから注意するようにしてください。

さて、こうして見てくると、仕事ではトップにしか意味がない、とがんばりすぎる人も突然死の危険性が高いですし、逆にほとんど順位にはこだわらない、と最初から競争を投げてしまっている人も突然死の危険性が高いことがわかります。

とすれば、「2番じゃダメなんですか？」と、**無理せずトップ下を狙うくらいのホドホドの競争心を持った人こそが、突然死を防ぐという意味では一番有利なポジションにいる**ことになるでしょう。

なお、受けた仕事はどうしても完璧にこなしたい、と思ってしまう人は、まずは引き受ける仕事の数を少し減らすよう意識して、それらを完璧に行うところから始めてみるのがよいと思います。

A　競争心は、大きすぎても小さすぎても寿命を縮める！

Q 25

仕事中の尿意、「すぐにトイレに立つ」か「キリのよいところまで待つ」どっちのほうが危険？

仕事中には、可能な限りこまめに休憩を挟むよう意識することも大切です。

たとえば設問のトイレについても、より望ましいのは尿意を感じたらすぐにトイレに立つことです。


尿意を我慢すると、それだけで血圧が40程度上がる場合があります。

40mmHg《ミリエイチジー》もの血圧の違いというのは、十分に心筋梗塞や脳卒中のきっかけとなりうる数値の差です。できれば尿意を感じたら早めにトイレに立って、血圧を上げすぎないように注意しなければなりません。


また、すでに述べたように私たち人間は座っている時間が長いほど、肥満や糖尿病になりやすく、さらに寿命が短くなる傾向があるとされます。

それを避ける意味でも、**仕事中はできるだけこまめに休憩を入れ、ごく短距離でも歩くことで足を動かす**よう意識してください。

とくに用がなくても、15分~30分おきに立ち上がるくらいが調度よい間隔でしょう。

自分でコピーをとったり、コーヒーを入れたり、同僚とも内線で話さずに直接別のフロアまで出向いて話をするようにするなど、工夫しだいでは仕事中でも席から立つ機会を増やせるはずです。

もしそれも難しい職場なら、**椅子に座ったまま足を太ももから上げ下げ**したり、**かかとだけを上げ下げする**などして、足の筋肉を動かすよう意識することでも多少は悪影響を軽減できます。

仕事はじっと集中して行うよりも、ちょこまかと落ち着きなく動きながら行うほうが、体にとってはやさしい働き方と言えるのです。

A

トイレを我慢すると血圧が大きく上がる。尿意を感じたらすぐにトイレに立ったほうが、糖尿病や肥満を予防するためにも有効です！

Q
26

お風呂に入るときに
おじさんのように
「あ〜」と声を出す人 と
「黙って入る人」
いつものあなたはどっち?

さあ、1日も終わりに近づいて、仕事から家に帰ってきました。
食事もすませてお風呂へ入ることになったとき、中年男性的に「あ～」とか「う～」などと声を発しながら湯船に入るのと、何も言わずに息を止めてお湯に入るのと、どちらが体によいでしょうか?

結論から言うと、これは**声を出しながらお湯に入るほうが安全**です。
熱いお湯に入るとき、熱さに耐えるためにいきんで（いい）お湯に入っていくと、その際にかなり血圧が上がります。

これでは危険なので、**声を出しながら入ることで、全身の筋肉の緊張をほぐす**のです。

このようにすれば、過剰に全身を緊張させて一時的に血圧を上げることを防ぎ、ひいては心筋梗塞や脳卒中の発生も防ぐことが可能になるでしょう。

ちなみに、熱すぎるお湯は熱刺激で血圧を上げる働きをするので、**お湯の温度は41度くらい**が最適です。

逆にぬるすぎても体を冷やし、これも危険ですから、やはり41度を基準として考えてください。

ついでに言えば、お湯に入るときにいきむのと同じく、**トイレでいきむのも血圧を上げます**。ですからこちらも要注意です。

ふだんから食物繊維の多い野菜や果物を食べるようにし、便秘を防ぐことで、長くいきむ必要のない快便を心がけるようにしましょう。

A

たとえおじさんっぽくても、女性も声を出しながらお湯に入るほうが安全。お湯の温度は41度で！

Q 27

お風呂の入り方、「カラスの行水派」と「ゆったり長風呂派」危険なのはどっち?

お風呂とトレイは、家庭のなかでの「突然死危険ゾーン」の両巨頭です。実際、日本全国で入浴中に亡くなる方だけでも、毎年1万7000人程度に上ると推測されています。家のなかで起こる死亡事故の多くは、お風呂とトイレで起きているのです。

ですから、**原則としてお風呂やトイレにはあまり長居しないほうが安全**です。

君子危うきに近寄らず、というわけです。

とくにお風呂に関しては、前項でも指摘した血圧の上昇をきっかけとしての突然死に加え、別の要因による突然死の危険もあります。

ゆったり長風呂をしていると、確かに体は芯まで温まります。神経もリラックスして副交感神経系が優位となり、ストレス解消の効果もあるでしょう。

ただし、このときには全身の末梢血管が開くので、一時的に血圧が下がります。

すると、全身が温まることでのリラックス効果とも相まって、眠くなってしまうことがよくあるのです。

お風呂で眠ってしまうのは、多くの方の想像以上に危険なことです。

眠ったまま水中に没してしまうと、意識がないので水を思いきり飲み込んでしまいます。このとき、**肺に水が入ったショックで神経の伝達に支障をきたし、そのまま心臓が止まってしまうことがあります**。

これは「**迷走神経反射**」という人体の反応で、生活習慣病のリスクを持っていない極めて健康な人でも起こしてしまい、亡くなってしまうことがある怖い症状です。

ある意味、脳卒中や心筋梗塞よりも恐ろしいリスクと言えるでしょう。

迷走神経反射は起こさなくても、**いきなり水を飲んでしまうことでパニック状態となり、そのまま溺死してしまう**こともあります。

また、寒い時期には長風呂のあとに脱衣所の冷たい空気に触れることで、**急激な寒冷刺**

激を受けて血圧が急上昇し、それをきっかけとして血管事故を起こすこともあるでしょう。

お風呂には、このようにさまざまなリスクが存在します。

さっと入って眠気を感じないうちに引き上げてくる「カラスの行水派」のほうが、突然死を防ぐには望ましい選択となるわけです。

ちなみに、**お酒に酔っての入浴も、眠気を感じやすいので大変危険**です。

どうしてもサッパリしたいのであれば、シャワーを浴びるに留めるか、翌朝までは入浴を待ったほうが安全でしょう。

A

お風呂で眠るのは超危険。長風呂をすると眠くなりやすいので、眠気を感じないうちに引き上げること!

Q
28

「朝、起きたときに水分を補給する人」か「寝る前に水分を補給する人」

間違えているのはどっち?

お風呂に入ったら、あとは寝るだけです。
健康を維持し、同時に突然死を引き起こすさまざまな病気を予防するには、**毎日、質の高い睡眠をとるよう意識する**ことも大事な要素のひとつです。

いつも睡眠の質が悪かったり、慢性的な睡眠不足に陥っていたりすると、**免疫力が落ちますからさまざまな感染症にかかりやすくなります**。

とくに高齢の方は、風邪などの感染症にかかるとこじらせやすく、肺炎になって直接的に命を脅かすケースが多々あります。要注意と言えるでしょう。

さらに言うと、**睡眠不足は血糖値を下げるインスリンの働きを悪くし、糖尿病を発症させたり悪化させたりもします**。

食事をすると、腸から吸収されたブドウ糖は血液中を運ばれ、全身の細胞内でエネルギーとして使われます。ブドウ糖が細胞内へ吸収される際には、インスリンが重要な働きをしているのですが、睡眠の質が低下するとこのインスリンの働きが低下してしまうのです。

これを「インスリン抵抗性」と呼びますが、近年の国内外の研究によって、**睡眠不足はインスリン抵抗性を高め、糖尿病の発症や悪化にも深く関係している**ことがわかってきたのです。

また、良質な睡眠は日々の生活で溜まったストレスを解消し、自律神経を副交感神経系優位に導くことで血圧を下げる働きもしてくれていますから、**慢性的な睡眠不足では血圧も上がりがちになります**。

高血糖やその結果としての糖尿病、あるいは高血圧は、突然死につながる心筋梗塞や脳卒中を発症させる直接の要因です。睡眠をしっかりとることは、突然死の予防にまでつながっていくわけです。

では、具体的にはどんなことに注意すれば、質のよい睡眠を得られるのか?

まずはここから改善してほしいと私が常々思っているのは、**就寝前の過剰な水分**

摂取を控えることです。

一般に、就寝前にはコップ1杯程度の水やお茶を飲んで水分を補給したほうが、睡眠中に血液が水分不足となって、いわゆる「ドロドロ血液」になるのを防げる、と考えている方が多くいます。

しかし、人体にはもともと一定の状態を保とうとする「ホメオスタシス」という働きがありますから、**水を飲んだり、逆にちょっと喉が渇いたりしたからといって、すぐに血液中の水分量が大きく変動するわけではありません**。

血液がサラサラの状態を維持し、全身の血流を維持することは人体のなかでも生命維持に直結するかなり重要な働きです。そのため、多少体内の水分が少なくなっても、体のほかの部分から水分を補給するなどして、血液中の水分量は一定に維持されるものなのです。

もちろん酷暑の熱帯夜で、熱中症の恐れがあるようなときには、ある程度、ふだんより多めの水分補給を意識すべきでしょう。

しかしそうでないときには、**就寝前の水分補給は「ひと口程度」で十分**なのです。

逆に、ふだんから**就寝前にしっかり水分補給をしてしまうと、睡眠時間中に尿意を感じ、夜間にトイレに行く回数を増やしてしまう**というデメリットがあります。

尿意で睡眠を中断するのは、それ自体が前後の睡眠の質を落としたり、メラトニンなどの睡眠中に分泌される睡眠ホルモンの産出を妨げてしまいます。

夜間は気温も下がりますから、温かい布団から冷たいトイレへと向かう際に、大きな温度変化に体がさらされます。それによって血圧は急上昇しますから、心筋梗塞や脳卒中のきっかけとなってしまうことがあるのです。

実際に、夜間のトイレで心筋梗塞や脳卒中を起こすというのは、**救急病院に運び込まれてくる患者さんの「よくあるパターン」のひとつ**です。

入眠直前の過剰な水分摂取は、突然死につながりかねないこうした危険な状況を呼び寄せやすいのです。**とくに、寒い時期には注意してください。**

どうせ飲むのであれば、むしろ**汗をかくことで体内の水分量が大きく減る入浴の前や、朝起きてからにするほうが得策**でしょう。

朝は、睡眠中の発汗によって想像以上に体内の水分量が減っています。起床後、早い段階で水分補給をすることで、減ってしまった水分を補うことができます。副交感神経系から交感神経系への自律神経の切り替えにより、血圧が上昇してリスクが上がっていくタイミングで、少しでもリスクを下げることにつながるでしょう。

ちょっとしたタイミングの違いですが、この程度のことでも突然死の危険を大きく減らすことが可能なのです。

A

就寝前の過剰な水分補給は、夜間のトイレを増やすので突然死のリスクも増やす。飲むのなら入浴前か朝起きてからのほうが望ましい!

Q 29

「毎日、同じ時間に眠る人」と「毎日、同じ時間に起きる人」どっちのほうが突然死しにくい？

睡眠に関しては、ほかにもいくつか注意すべきポイントがあります。
たとえば、起きる時間を一定にすべきか、逆に寝る時間を一定にすべきか、どちらのほうが体によいでしょうか?

これについては、**朝、起きる時間を一定にしたほうが、はるかに良質な睡眠を得やすい**ことがわかっています。

私たちの体には、さまざまなリズムを刻む「体内時計」が備わっています。
この**体内時計は、朝起きて朝日を浴びることでリセットされます。**
そして**夜に眠くなってくるのは、この朝日を浴びて体内時計がリセットされたタイミングから、およそ15時間後**と決まっているのです。

そのため、たとえ仕事や私生活でたまたま忙しい日があり、床につく時間が乱れたとしても、朝、同じ時間に起きてさえいれば、その日の夜にはいつもどおりの時間に眠気がやってきてくれます。

眠気に逆らわずに布団に入るようにすれば、比較的スムーズに眠りにつけますので、良質な睡眠時間も得やすい、というわけです。

これは、**ときには夜更かしをすることがあっても、朝の起床時間を一定にしておけばそれほど大きな問題にはならない**、ということでもありますから、うまく同じ時間に寝つくことができない方などには、朗報と言えるのではないでしょうか？

こうした体内時計と眠気との関係を考えれば、**逆に問題となるのは、休みの日だからと朝起きる時間を遅くしたり、就寝する時間に神経質にこだわったりする**ことです。

朝に起きる時間がいつも乱れていると、体内時計のリズムも一定せず、眠気がやってくる時間が毎日バラバラになってしまいます。

こうした状態ではなかなかよい睡眠をとれませんから、ストレスの増加や高血圧、高血糖、免疫力の低下などを招き、長期的には突然死の危険性を上げてしまうでしょう。

夜中に目が覚めることで、冷たい空気のなかで起きて活動する機会も増え、寒冷刺激による突然死の危険性も高まります。

いわゆる「寝溜め」には、あまり意味がないことも判明していますから、**たとえ休みの日であっても、いつもどおりの時間に起きるほうが体にはよい**選択となるのです。

また、睡眠時間にこだわって、起きる時間から逆算して就寝時間を一定にしようとしても、往々にしてその思惑どおりにはいきません。

どんなに健康でも、ときには目が覚めてなかなか寝つけない日があるものですし、そもそも平均的な睡眠時間にはかなり大きな個人差があります。

年齢によっても必要な睡眠量はかなり違い、**高齢になればなるほど必要な睡眠時間はしだいに短くなっていきます**。

さまざまな要因によって就寝時間は乱れやすいので、あまりそこにこだわりすぎると、なかなか寝つけないことがかえってストレスになりかねません。それによって、さらに眠れなくなる悪循環に陥ってしまう危険性もあります。

就寝時間や睡眠時間の長短にはあまり神経質にならず、**朝、一定の時間に起きていればそれでよい**、と気楽に考えるようにしましょう。

ふだん、日中に頻繁に眠気を感じないのであれば、それで十分に睡眠はとれているものです。

毎日の睡眠とうまくつき合って、ぜひ、上手に突然死の予防につなげてください。

A

夜に寝る時間を一定にするより、朝に起きる時間を一定にすることを心がける。それによって体内時計のリズムが整い、毎日の安眠にもつながる！

第4章

運動習慣についてのどっち？

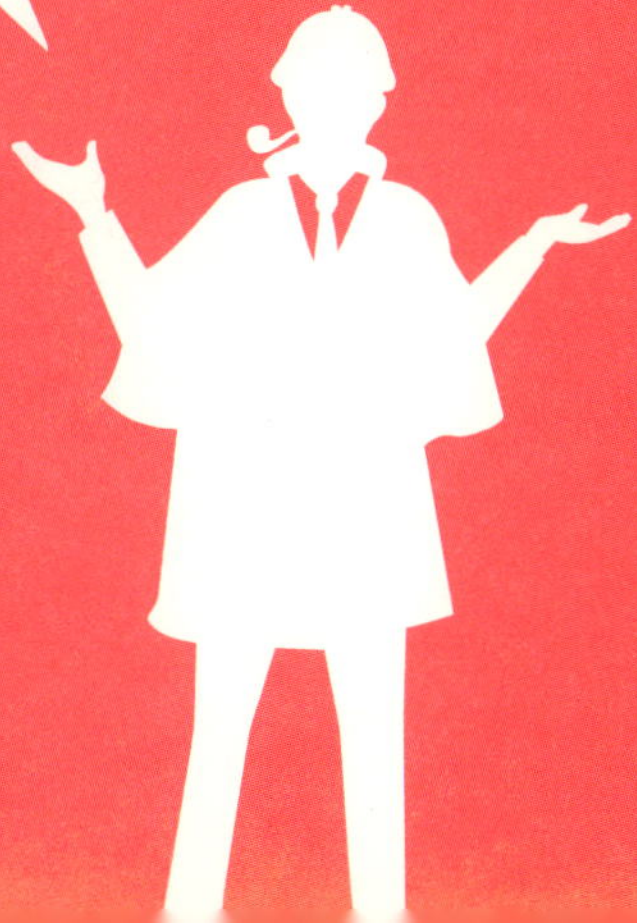

Q 30

運動をするなら「さわやかな朝にする」か「夕方の食後にする」突然死を遠ざけるのはどっち？

さまざまな生活習慣病を予防し、突然死につながる脳卒中や心筋梗塞といった重大な血管事故を防ぐためには、**適度な運動を行うことも必要**です。第４章では、そうした運動の習慣についての「どっち？」に対し、より望ましい選択肢を示していきたいと思います。

さて、右のQ30の設問は、日々の運動を「いつ」すべきか、という問題です。早速ですがこの二択であれば、その答えは後者、**「夕方の食後にする」のがより望ましい選択**となります。

一般的には、朝起きてすぐとか、軽い朝食を摂ったあとの空気もさわやかなうちに、運動をするのが好きだ、という方が少なくないと思います。

しかし、**実はそうした朝の運動は、突然死を予防する、という観点からはあまりオススメできるものではありません**。

なぜなら、すでに説明したように朝は自律神経が副交感神経系優位の状態から、交感神経系が優位な状態へと切り替わっていく不安定な時間帯だからです。

何もしなくても血圧がしだいに上がっていくタイミングであり、そこに、さらに運動で負荷をかけるのは危険です。運動をすると血流が増え、血圧も上がりますから、すでに血管が傷んでしまっている人では血管事故のきっかけともなりかねないのです。

しかも、朝はまだ気温も上がっていないため、寒い季節などには**冷たい空気による全身への寒冷刺激**も加わります。

朝食の前であれば、**睡眠中の発汗によって軽い脱水の状態になっている場合もある**ので、さらに突然死の危険性は高くなります。

いろいろな意味で、朝の運動は避けたほうがよいと考えられるのです。

逆に、夜暗くなってから運動するのが好きだ、という方もいますね。

この場合は、睡眠に向かって全体としては血圧が低下していく時間帯ですから、朝の運動ほどには危険ではありません。

しかし、**万が一何かがあった場合に、救助が遅れがちである**というデメリットが存在します。

夜の運動は、騒音の問題もあるので大抵は外で行うことになります。外での運動中に心筋梗塞や脳卒中で倒れると、運が悪いと朝まで誰も近くをとおらず、治療が早ければ助かっていた人でも手遅れになりやすい、という傾向があるのです。**暗いために交通事故にも遭いやすく**、不慮の事故での突然死の可能性を考えると、必ずしもオススメできる運動のタイミングではありません。

これが夕方、しかも夕飯後の時間帯であれば、季節にもよりますがまだ多少は明るい時間帯ですから、夜の運動ほどには交通事故のリスクも大きくないでしょう。帰宅途中の人も大勢いる時間帯ですから、万が一の場合の救助も期待できます。

また、血圧のことを考えても、全体としては睡眠に向けて下がっていくタイミングです。そのため、朝に運動する場合のようなリスクはありません。

さらにはこんなメリットもあります。

夕食は、1日の食事のうちで一番しっかりとした献立になる場合が多いのですが、体内の消化や栄養吸収にかかわるホルモン（ビーマル1）の働きによって、**朝食や昼食に比べると食べたものが脂肪として蓄積されやすい**、という特徴があります。

運動のタイミングを夕食後に合わせれば、夕食で摂取した余分な糖質や脂肪をエネルギーとして燃焼させられるので、**脂肪の蓄積を防いで肥満の予防ができる**というわけです。

しかも、**食後の高血糖を予防する**効果も期待できます。

食後の高血糖は、怖い糖尿病へと私たちを導く危険なワナのひとつです。

そのため、それを少しでも防ぐことは、突然死予防のためにも非常に重大な意味を持ちます。

さらには夕食に含まれている水分によって、運動時に脱水になるのも防げますし、運動後にお風呂で汗を流しやすく、スムーズに睡眠へとつなげやすいタイミングでもあります。まだ早い時間帯なので、騒音等をあまり気にせず、屋内での運動もしやすいといったメリットもあります。

このようにさまざまな面を考慮すると、運動は夕方の食後にするというのが一番安全で、かつ無理なく運動ができるタイミングだと、私は考えているのです。

A

朝は血圧が不安定なタイミングなので、運動は危険。夕方、食後に運動するのがベストな選択です!

Q
31

「1～2日おきに、息が切れないくらいの運動をする人」と「毎日筋トレをする人」望ましいのはどっち？

前項は「いつ」の話でしたが、Q31は「どれくらい」、「どんな」運動をすればよいかについての設問です。設問の二択は、前者がいわゆる「有酸素運動」、後者がいわゆる「無酸素運動」にあたるところがポイントです。

このふたつの運動は、ある程度はどちらも両方必要なものです。

ただ、さまざまな生活習慣病を予防し、長期的に突然死の危険を遠ざけるためには、**有酸素運動を継続的に実践するほうが効果が大きい**でしょう。

有酸素運動とは、ウォーキングや軽いジョギング、エアロビクスや軽い水泳など、持続的に筋肉に軽い負荷をかけていく運動のことです。

息を止めずに運動するため、**体内の脂肪や糖を効率的に燃焼させ、血糖値や中性脂肪値を下げて心筋梗塞などの血管事故を防ぐ**効果があります。

運動中でも息が速くなる程度で、一緒に運動をしている隣の人と会話ができるくらいの負荷です。そのため、「さあ運動するぞ！」と身がまえなくても、**日常生活のなかにとり**

込みやすいところもメリットでしょう。

実際に私自身が提唱しているのが、左の図の「**ゾンビ体操**」で、この運動を1日15分〜20分程度、テレビなどを見ながら行うだけで、十分に血管を強くする有酸素運動ができる、というものです（ゾンビ体操については、私の別の著書もぜひ参考にしてください）。

このほかにも、当然ながらウォーキングやラジオ体操、踏み台昇降運動なども、手軽な有酸素運動としてオススメできます。

掃除や草むしり、犬の散歩や洗濯物干しなどの**体を動かす家事も、ある意味では有酸素運動になります**。

それらを合わせて**1日30分程度を毎日行えれば完璧ですが、週に3〜4日行うくらいでも、ほぼ前述したような効果を期待できる**でしょう。

それでは、もう一方の筋トレなどの無酸素運動はどうでしょうか？

無酸素運動は、筋肉に瞬間的に強い負荷をかける種類の運動です。**筋肉を鍛えて太くすることはできます**が、長い時間運動することはできないので、**脂肪を効率的に燃焼させる**

ゾンビ体操

インターバル

力を抜いたまま腕を大きく振り、その場でゆっくり足踏みして呼吸を整える。
このときには、ひざも少し上げる

足踏み運動

肩を脱力させて立ち、その場で足を小刻みに上下させる。
お腹にだけは少し力を入れ、両腕は力を抜いて肩を自然に揺らす

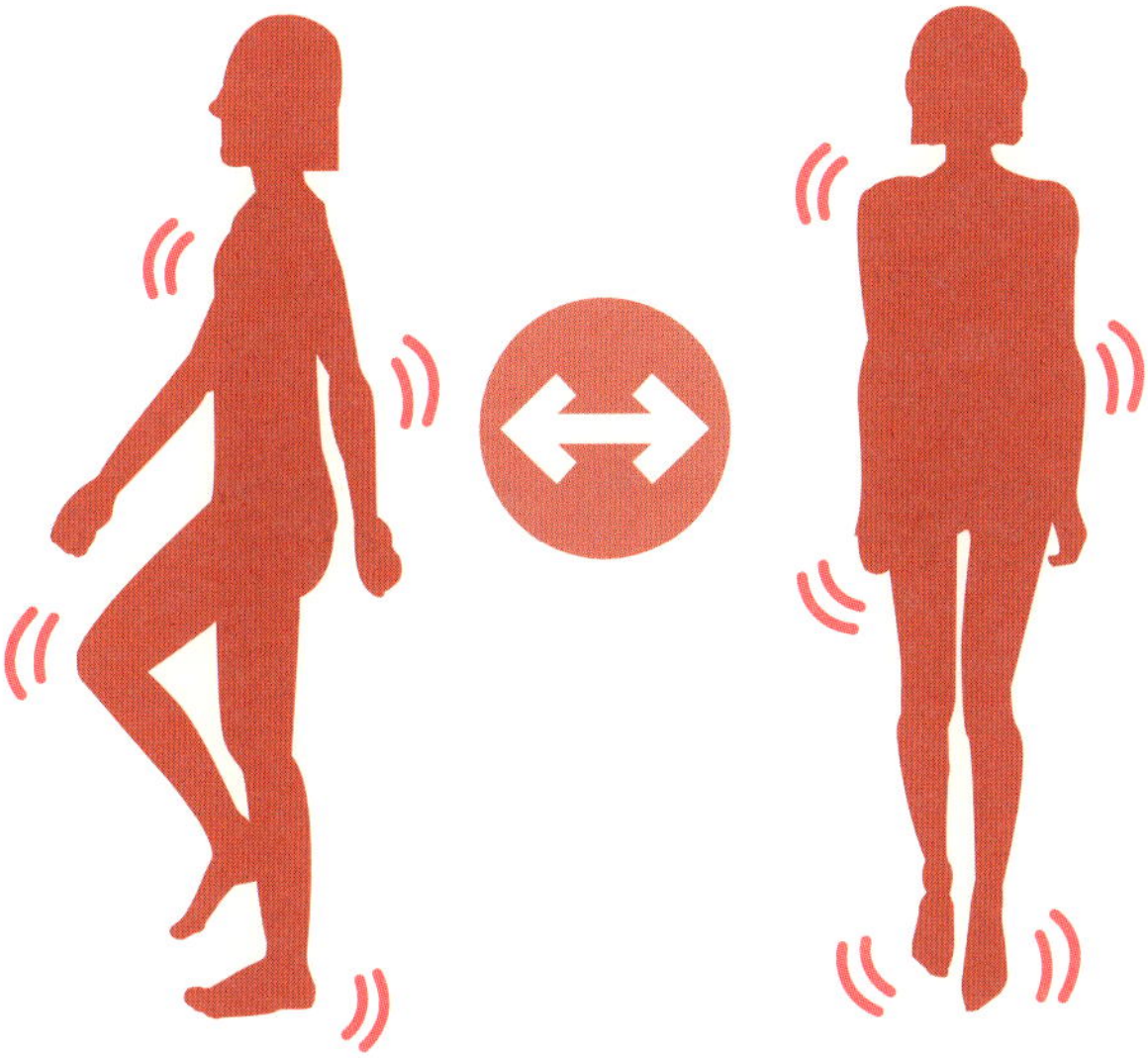

インターバルではかかとを床につけてもOK

ひざはあまり上げずにその場でジョギングするつもりで。両腕は脱力してぶらぶら動かし、体を揺する

15〜30秒

30〜60秒
（きつければ15秒でもOK）

●1回3セット、1日3回行うのが理想（無理は禁物）

のにはあまり向きません。

ただし、筋肉は免疫力を高く維持するために重要な働きをしていますから、筋トレにはよい効果もたくさんあります。

私たちが病気になったときには筋肉の細胞が分解されて、グルタミンというアミノ酸になり、このグルタミンによって免疫細胞が活性化します。

免疫細胞が活性化すれば病気への抵抗力が高まりますから、病気の重症化を防ぐためにも、**筋肉はないよりはあったほうがずっとよい**のです。

さらには、筋肉が多いと血液中の糖分の代謝効率がよくなりますし、運動時には筋肉から血管をしなやかにして動脈硬化を防ぐブラジキニンというホルモンも分泌されます。

このように、筋肉を増やすことは大変よいことであるため、無酸素運動の筋トレもしないよりはしたほうがよいのは確かです。

しかし、**突然死予防の観点からより望ましいのはどちらかと言えば、やはり、直接的に**

脂肪や糖を燃焼でき、その効果もさまざまな調査や研究ですでに実証されている有酸素運動のほうになるでしょう。さらには、有酸素運動の前に軽い筋トレを行うことによって、運動時の脂肪燃焼の効率が高まるとともに、その後の血糖値が安定することもわかっています。

筋トレの場合、筋肉への疲労やダメージの蓄積が有酸素運動より大きく、その回復までには2日ほどかかります。疲労を蓄積させない意味でも、設問のように毎日行うのはあまりよくないのです。

A

設問の二択であれば、無理のないペースになっている有酸素運動のほうがオススメ。突然死の予防効果も実証済み。ただし、筋トレも適度に組み合わせて行うようにしましょう！

Q
32

「ゴルフ」と「登山」なら突然死しにくいのはどっち？

運動の具体的な種類によっても、危険な運動とそうではない運動があります。

右に挙げたふたつの運動については、実は年代によって正解が変わります。

40歳以上で60歳未満の中高年について言えば、**登山のほうが危険**です。

この年代の方にとっては、**ゴルフはむしろ、ランニングよりも安全なスポーツ**とさえ言えなくもありません。

逆に60歳以上の高齢者では、**ゴルフのほうがより危険**です。

ただし60歳以上の方にとっても、**登山はかなり危険な運動であることには変わりありません**から、どちらもできれば避けたほうがよい運動となります。

こうした細かい比較ができるのは、運動の種目ごとに突然死の数や相対危険率を調べた

スポーツ中の突然死を示す統計

※40〜59歳のランニングの危険率を1.0とした相対危険率

40〜59歳			60歳以上		
種目	死亡数	相対危険率	種目	死亡数	相対危険率
ゴルフ	41	0.6	ゲートボール	44	1.3
ランニング	33	1.0	ゴルフ	40	6.5
水泳	14	0.6	ランニング	18	0.8
スキー	12	1.9	登山	11	6.1
登山	11	1.8	水泳	8	1.1
野球	10	1.2	ダンス	8	1.3
テニス	8	0.3	テニス	7	0.7
卓球	6	0.7			
剣道	6	2.5			

資料：徳留省悟「突然死－スポーツ中の突然死」
CARDIAC PRACTICE. 2 : 105-108. 1991 より作成

有力な研究論文があるからです。

右にその論文から作成した表を掲載しましょう。この表は、40～59歳における ランニングの危険率を1・0として、40～59歳と60歳以上の人たちにおける、さまざまなスポーツ中の突然死の相対危険率と死亡数を比較したものです。

この表を詳しく見ていくと、興味深いことがいろいろとわかってきます。

たとえばこのデータによれば、**どちらの年代にも共通して、比較的安全だと思われるスポーツはテニスだけ**です。

40～59歳では、ゴルフや水泳、卓球なども比較的安全なスポーツと言えそうですが、60歳以上では、テニスのほかにはこれといって安全なスポーツが見当たりません。

ランニングは、相対危険率の数値上では、60歳以上のほうが若いころよりむしろ安全になるようですが、**そもそもランニング自体がかなり負荷の強い激しい運動であり、循環器の専門医としては高齢の方にはあまりオススメできません**。

40～59歳の比較的若い方においても、死亡数の多さが気になります。

中年以上の方にとっては、ランニングやジョギングといった激しい運動は、交感神経系の緊張を促して血圧を過剰に上げてしまう恐れがあるので、総じてあまりオススメできないのです。年齢が上がれば上がるほど血管の状態も悪くなりやすいので、運動中の突然死の危険性もしだいに高くなっていきます。

ある程度、年齢を重ねて**中高年以上になってきたら、若いころのような激しい運動は少しずつ控えるようにしましょう**。

そのうえでウォーキングやスローなジョギング、前述したゾンビ体操などの負荷の小さな軽い運動に切り替えていくことが求められるわけです。

また、種目ごとに見た場合、**高齢者のゴルフはその危険性が際立ちます**。40～59歳の場合には相対危険率は比較的低いのですが、それでも死亡数の多さではトップです。

これは、ゴルフというスポーツの特徴に原因があるのでしょう。

一緒に回る人たちと一緒に、自律神経が不安定な朝早い時間からグラウンドに出て、気温がさまざまに変化するなかを長時間歩きます。これによって血圧も上がりやすくなりますし、夏場には軽い脱水症状を起こしやすくもなります。

さらには打数と勝敗にこだわるスポーツであり、衆人環視のなかでひとりずつボールを打っていくことも、交感神経系を優位にして血圧を上げます。精神的なプレッシャーも生じ、心拍数も上がることで不整脈を起こしやすくなります。

さまざまな悪条件が重なりやすいスポーツであるため、結果として突然死を引き起こしやすくなってしまうのでしょう。

必ずしも激しい運動ではない**高齢者のゲートボールが、相対危険率もやや高く、また死亡数ではトップ**になっているのも、衆人環視のなかで数字と勝敗にこだわって早朝から行う対戦型のスポーツ、というところに原因がありそうです。

さらには設問に挙げた登山についても、表の数字を見ればかなり危険な運動であることがわかります。

とくに高齢者では危険ですが、若い人でもランニングの2倍近い危険性があることには留意しておいてください。

このほか、剣道やスキーなど、全身や頭部への強い衝撃があるスポーツも、やはり危険率は高くなっています。

私自身について言えば、こうしたデータも考慮して、体を動かしたいときにはテニスを楽しむようにしています。

A

中高年以上では激しい運動は減らし、体への負荷が少ない運動に切り替えていきたい。とくにゴルフやゲートボールなど、数字や勝敗にこだわる運動は危険です！

Q 33

同世代の仲間と歩くときに「集団を引っ張っていく人」と「後ろをついていく人」突然死しないのはどっち?

運動に関連して、歩行能力にも注目してみましょう。

歩く能力は、年をとるにつれて少しずつ落ちてくるので、別の年代の人と一律に比べることはできません。しかし、同級生など同じ年代の人と比べたときに、自分だけ歩くスピードが遅くなっている場合には、**心臓の病気の症状かもしれない**ので要注意です。

同年代の仲間と連れ立って歩くとき、自然に集団を引っ張って先頭で歩く人というのは、大抵は歩くスピードが速い人です。こういう人は心肺機能も健全で、足の筋肉もしっかり維持されているので血管の状態もよく、年齢なりの健康体である場合が多いものです。

逆に、いつのまにか集団の一番最後を歩いているような人は、**心肺機能が低下することで速く歩くと息が上がってしまう**体になっているために、自然とほかの仲間から置いていかれてしまうのです。

こうした人たちのなかには、心臓を養っている冠動脈での動脈硬化が進み、**「狭心症」になってしまっているがために、歩行が遅くなっている**人がいます。

狭心症の典型的な症状として、運動中の胸痛や息苦しさがあります。これは、激しい運動ほど起こりやすく、苦痛によって動けなくなってしばらく安静にしていると消えてしまうという特徴があります。ところが、狭心症では、こうしたハッキリとした痛みや苦しさが現れないケースも少なくありません。

そのような場合には、心臓の機能が低下しても自覚症状がないまま運動を続けるために、全身への血液循環が追いつかずに運動のパフォーマンスが落ちてしまうのです。こうして、知らぬ間に歩くスピードが遅くなっていく、というわけです。

ですから、「以前はみんなと一緒に歩けていたのに、急についていけなくなったなぁ」と最近感じている人は、もしかしたら心臓の血管の動脈硬化が進んで、狭心症になってしまっている可能性があります。

狭心症は、程度が進めばそれだけでも生活の質を大きく下げる病気ですし、突然死の原因となる心筋梗塞や不整脈などにもつながりやすい病気です。

心あたりのある人は、専門に「循環器科」を掲げている病院で、一度詳しく調べてもらったほうがよいでしょう。合わせて、生活習慣の改善も心がけてください。

A　最後を歩く人は危ない。一度詳しい検査を受けよう！

Q
34

「二の腕がぷよぷよの人」と「二の腕ががっちり硬い人」リスクが高いのはどっち？

二の腕や太ももの状態は、その人の全身の筋肉や、内臓脂肪の量の指標として考えられます。

自分の二の腕を、もう片方の手でニギニギとつまんでみたとき、**ぷよぷよと柔らかい人では筋肉量が低下し、内臓脂肪が増えていることが示唆される**のです。

こうした状態のことを、医学的には「**サルコペニア肥満**」と言います。

タンパク質の摂取は少なく、糖質の摂取は多く、運動が不足している状態が続くことで陥ってしまう症状です。

このサルコペニア肥満の人では、**血中の中性脂肪の量が多くなる傾向があるので、各種の生活習慣病になりやすくなります。**ひいては突然死の危険性も高めてしまうでしょう。

また、前述したように筋肉には免疫力を高める働きもあるため、**筋肉量の少ないサルコペニア肥満の人は、感染症にかかったときの免疫力も低下しています。**

いざというときの「生き残る力」が低くなっているわけで、とくに高齢の方では危険です。高齢者の死因として多くを占める肺炎にかかりやすくなったり、肺炎になったあとに自力で治癒する力が弱まってしまうのです。

激しい運動ではなくてもいいので、**中高年になったら、日々の生活に規則的に運動を組み込んでいく**ことを必ず意識してください。

そうして二の腕や太ももが少しずつでも筋肉質になれば、免疫力が上がるとともに、各種の生活習慣病や突然死を遠ざけることにもつながります。

A

二の腕や太ももの状態は、全身の筋肉や内臓脂肪の量の指標となる。ぷよぷよの人はサルコペニア肥満の可能性があるので、習慣的な運動を心がけよう！

Q
35

歩くのがしんどい年齢、「最初から痛くて歩けない人」と「途中で痛くて歩けなくなる人」より危険なのはどっち？

先にも述べたように、年をとるとどうしても歩行能力が落ちてきます。

ただ、その原因がどこからきているかによっても、突然死の危険性の大きさは随分変わってきます。

「高齢者」と呼ばれる年齢になれば、ひざや股関節、足首などに多少の変形性関節症を抱えてしまうのは珍しいことではありません。

この病気では、関節を動かすことで強い痛みを感じるようになるため、なかなか思うようには歩けなくなります。最初から、痛みで歩くことが難しくなるのです。

変形性関節症も、進行が進めば運動不足や肥満、廃用症候群《はいようしょうこうぐん》などを引き寄せやすい危険な病気ではあるのですが、原因が関節にあるために、こと突然死に関しては危険性は小さいと言えます。

むしろ危険なのは、最初は元気に歩き出せるのですが、歩いている途中でふくらはぎや太ももが締めつけられるように痛くなってきて、しばらく休んでは少し歩く、またしばらく休んでは少し歩く、と

いう状態になっている人たちです。

こういう歩行の仕方を、専門的には「**間歇性跛行**《かんけつせいはこう》」と言います。

これは、加齢現象などで背骨が変形して神経を圧迫する腰部脊柱管狭窄症《ようぶせきちゅうかんきょうさくしょう》という病気などでも生じる症状ですが、**足の大きな血管で動脈硬化が進んでいるときにもよく出てくる症状**であり、注意が必要です。

足の血管で動脈硬化が進み、その先に栄養や酸素が十分に供給されない病気のことを、「**閉塞性動脈硬化症**《へいそくせいどうみゃくこうかしょう》」と言います。

この病気は、進行すると組織が壊死《えし》して足の切断を余儀なくされることもある危険な病気です。

動脈硬化の背景には各種の生活習慣病があることが多く、**3割の人は心臓の血管の病気（冠動脈疾患）、2割の人は脳の血管の病気も併発しています**。

あまり脅かしたくはないのですが、実際に閉塞性動脈硬化症と診断されてから、しばらくして大きな血管事故を起こし、亡くなってしまう人も少なくない怖い病気です。

ですから、**もし心あたりがあるのであれば、すぐに治療を受ける必要があります。**

歩行の状態というのは、医師が診断をする際の重要な判断要素でもあります。

「こんなことをお医者さんに言っても、意味がないかな……」などとは決して思わず、自分が感じていることを遠慮せずに伝えるようにしてください。

A

途中で痛んで歩けなくなるのは、危険な病気の兆候の可能性も。心あたりがあれば、すぐに医師の診察を受けてください！

INTER MISSION

バスの運転手とガイドならどっちが危険？

仕事の内容によって、突然死しやすい職業や、突然死しにくい職業というものもあるのでしょうか？

たとえば、50年ほど前にロンドンの2階建てバスで、運転手と車掌のどちらが心臓病や心臓発作による突然死を起こしやすいのか、調査した研究がありました。

それによれば、**運転手のほうが車掌よりもずっと突然死しやすい**、という結果が出ていました。

運転手は長時間座り続けたままでいるので足の血行が悪くなるほか、運転で常に交感神経系を緊張させているので、高血圧を招きやすいことなどが高リスクの原因になっていると考えられます。運動不足にもなりやすいのでしょう。

逆に車掌は、車の揺れに耐えながら立っている時間が長いうえに、1階と2階を行ったりきたりしなければなりません。運転による緊張もないので、比較的突然死の危険性が少ないのでしょう。

類似のケースを現代の日本の環境で考えてみれば、**バスの運転手**と**バスガイド**さん、ということになるでしょうか？

あるいは**タクシーの運転手さん**なども、バスの運転手さんと就業状況が似ていますから要注意の職業と言えそうです。

また、ほかならぬ我々医師や看護師もそうなのですが、バスやタクシーの運転手さんには夜勤が存在します。**夜勤は体のリズムを崩しやすく、自律神経のバランスを乱しやすい働き方**であるため、そうした面からもリスクが高まります。

「医者の不養生」という言葉が生まれるほど、医師や看護師に突然死する人が多くいるのは、この夜勤が原因のひとつになっているのは間違いのないところだと私は思っています。

なお仕事柄、夜勤を避けられないという人は、そうではない人よりも注意して、日々の生活習慣改善に取り組むようにしてください。そうすれば、プラスとマイナスの影響を相殺し、突然死の予防をすることが可能になるはずです。

第5章

リスク・症状のどっち？

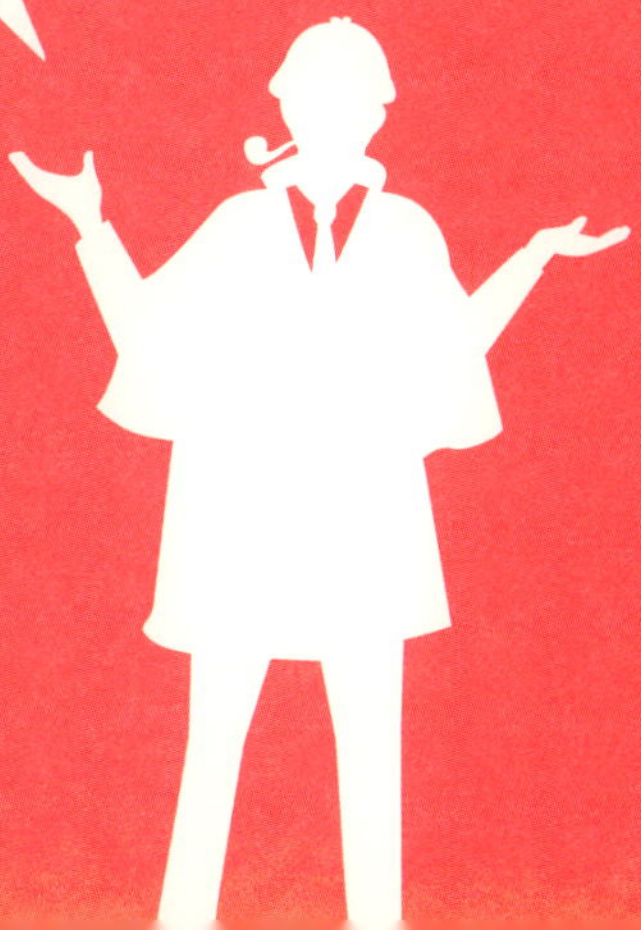

Q
36

「シミが目立つ女性」と「白髪が目立つ女性」なら、どっちのほうがより危険?

最終章となる第5章では、個々人が持っているリスクや症状に関する「どっち?」の説明をしていきましょう。

早速の右の設問は、ご年配の女性読者にとっては大変気になるポイントでしょう。

結論から言うと、**日本人女性ではシミが多くて目立つ人のほうが、より危険**だと考えられます。

なぜなら、国内で行われた比較的大規模な調査において、**シミが多くなってその総面積が大きくなっている女性では、血管の動脈硬化も進んでいる**ことがわかっているからです（男性ではとくに関連が見られませんでした）。

どのような因果関係でそうした結果になるのかは、まだ詳しくわかっていないのですが、シミの量（総面積）と動脈硬化の進展具合には関係があるようなのです。

おそらくは、顔面の細胞を養っている血管の動脈硬化からくるものなのでしょう。

いずれにせよ、血管の動脈硬化が進めば、脳卒中や心筋梗塞による突然死の危険性も高まります。年をとればある程度はシミが増えてくるのは避けられませんが、同年代の人と比べてシミが多いという人は、各種の生活習慣の改善を心がけたほうがよいでしょう。

ちなみに、同じ研究では**顔のシワや毛穴の数などと動脈硬化とのあいだには、これといった関連性は見いだせなかった**そうです。

ただ、細い血管が集中する耳たぶのシワについては、心疾患との関連性を指摘する海外の研究が存在します。多少は注意しておくとよいかもしれません。

また白髪については、国内には有力な研究はないのですが、**海外のデータには白髪の量と心疾患の発症との関連性を指摘したものがあります**。

白髪の発生にはさまざまな要因が存在しますが、頭皮の血管で動脈硬化が起こることで、毛根細胞への栄養や酸素の供給が途絶えがちとなって、白髪が増える、という理屈も考えられなくはありません。ですからこれも、同年代の人に比べて白髪が多い人は、ある程度は気をつけたほうがよいと思います。

いずれにせよ、**人は血管とともに老化し、血管が衰えれば見た目も老け込んでくるものなのです。**

突然死を防ぐような生活習慣を心がければ、それは、血管に優しい生活習慣にもつながります。

そして血管の状態をよくすれば、見た目の老け込みの改善にもつながりますから、無理のない範囲で少しずつでも意識して、いまの生活を改善してほしいと願っています。

A

女性のシミの量と動脈硬化には明らかな関係があるので、シミが多い人は要注意！　ただし、白髪についても油断は禁物。老け込まないように気をつけよう！

Q 37

「暑がりな人」と「寒がりな人」突然死しないのはどっち？

暑がりな人と寒がりな人では、**寒がりな人のほうが突然死しにくい**と言えます。

これは、**暑がりな人は寒さに対して鈍感**だからです。

寒がりな人というのは、寒がりだから冷えないようにがんばります。そのため、ある程度は冷たい空気による寒冷刺激を防ぐことができます。

冷えるのが嫌いだから、厚く着込んだり、手足をカバーしたりして**守りを固めているので、急な気温変化があっても寒冷刺激を受けにくい**のです。

対して暑がりな人は、気温の変化に無頓着です。冬でもシャツのまま外に出たりして、つい薄着をしてしまいます。

このとき、**無防備な状態で想像以上に冷たい空気に触れてしまうと、寒冷刺激によって交感神経系が緊張して、血圧を急上昇させがち**なのです。

寒さへの対策を考えていないので、突然に予期しない寒さに直面すると、それによって血管が傷つき、なかには突然死してしまう人もいる、というわけです。

それでは、「**手や足が冷えやすい人**」と、「**手や足がいつも温かい人**」では、どっちのほうがより危険でしょうか？

これも、**「手や足がいつも温かい人」のほうが危険**だと言えます。

このようになる理由は先ほどと同じで、**「手や足がいつも温かい人」のほうが寒冷刺激に対して無防備になりがち**だからです。

手足が冷えやすい人なら、手袋や靴下を身につけたり、寝るときにも布団を寝袋のようにしたりして、手足をできるだけ外気に触れさせないようにします。守りが固くなるので、意外に低体温の恐怖にさらされないのです。

逆に手足がいつも温かい人は、暑く感じて手や足をできるだけ外気に触れさせるようにするので、予期しない気温変化が起こったときに大きな寒冷刺激を受けやすい、というわけです。

たとえて言うなら、**寒がりで手や足が冷えやすい人というのは、「温かいお湯が入っているポット」**です。

ポットは外側は冷たいのですが、肝心の内部の温度は維持されるので、お湯はなかなか冷めません。

逆に**暑がりで手や足がいつも温かい人というのは、「熱いお湯の入った茶碗」**です。

外側の温度は熱いのですが、その分、放熱も激しいので、なかに入っているお湯は早々に冷めてしまいます。

寒がりな人のほうが危険だと勘違いしている人も多いのですが、本当に危険なのは暑がりな人ですから、自覚のある人は十分に注意してください。

A

寒がりな人は守りを固めるので、意外に安全。かえって暑がりな人のほうが、無防備なために危険です！

Q
38

同じ年齢の「男と女」突然死しにくいのはどっち?

簡単そうな設問ですが、意外に難問です。

正解は、**およそ70歳までは女性のほうが突然死しにくく、それ以降は男性が逆転する**です。

女性は、男性よりも10年は老化が遅れると言われます。これは、女性ホルモンによる効果です。

女性ホルモンには、出産や生理など女性特有の体の機能をコントロールする働き以外にも、**抗酸化作用によって血管の動脈硬化を抑制**したり、コラーゲンの生成を助けることで若々しい細胞を維持したりする働きがあります。

男性の体内にもこの女性ホルモンは少量存在するのですが、圧倒的に女性のほうが多いために、女性のほうが全般的に老化が進みにくいのです。

結果、突然死についても一般に男性のほうが危険性が高くなります。

ところが、**女性が50歳ごろに閉経を迎え、女性ホルモンの分泌量が急激に減っていくと、**

この関係に変化が生じます。閉経後、女性はかなり速いペースでそれまでの〝貯金〟を消費していき、70歳を過ぎるころには男性を追い越して、男性よりも突然死の原因となる動脈硬化が進行しやすくなるのです。

女性ホルモンは、50歳までは女性の血管を老化から守ってくれる、「期間限定の神さまからの贈りもの」というわけです。

A

女性ホルモンが血管を老化から守るので、一般に女性のほうが突然死しにくい。ただし70歳以上では女性のリスクは高くなる！

Q
39

「吐息スッキリの人」と「口が臭い人」突然死の危険性が高いのはどっち?

口が臭い人には、かなりの割合で歯周病が潜んでいます。

歯周病は、歯の根もとにある歯周ポケットに歯垢が溜まり、そこで細菌が繁殖して歯ぐきに炎症を引き起こす病気です。症状が進行すると、歯を支える土台がグラグラになって、最終的には歯が抜け落ちてしまうこともあります。

虫歯は歯自体が壊されていく病気ですが、そうではなく、**歯ぐきやその内部にある骨（歯槽骨）が壊されていく病気**だと考えてください。このとき、特徴的な悪臭を放つのです。

さて、その歯周病は歯医者さんで治療する病気であり、一見、突然死とはなんの関係もないように思えます。

しかし、**実は大いに関係があります**。

歯周病によって歯ぐきに炎症が引き起こされたとき、炎症によって血管が傷つき、出血することがよくあります。

すると、血管に穴が開いている箇所があり、その周辺には空気に触れなくても生きているる歯周病菌がたくさんいる、という状況がつくられるため、往々にして**血管内に歯周病菌が侵入してしまう**のです。

そうして血管内に侵入した歯周病菌は、血液に流されて全身に散らばります。散らばった先では、血液中を巡回している免疫細胞の攻撃を受けてやっつけられてしまうのですが、その際に**血管の動脈硬化を引き起こす**と考えられています。

歯周病は血管の動脈硬化を直接的に引き起こすので、歯周病を持っている人では当然、突然死の危険性は上がる、というわけです。

さらに言えば、**その口臭は糖尿病からきているものかもしれません。**

糖尿病になると唾液の分泌が少なくなるため、口のなかで細菌が繁殖しやすくなります。それによって、口臭が出やすくなるのです。

虫歯や歯周病にもなりやすくなるので、歯周病による口臭の発生にもつながります。

糖尿病はそれ自体が動脈硬化を引き起こし、突然死を引き寄せる重大な危険因子でもあります。やはり、口が臭い人は危ないのです。

口臭は自分ではなかなか判断ができません。

ですから、専門家である歯医者さんに有無を確認してもらうようにしましょう。

歯周ポケットの内部や歯と歯のあいだに溜まった歯垢は、ふだんのブラッシングではなかなか落とせず、しだいに固まって歯石となります。効果的に歯周病を予防するには、半年に1回は歯医者さんでこの歯石を取り除くクリーニングをしてもらう必要があります。

その際、歯周病や口臭の有無のチェックも同時に行われるので、気になる人は聞いてみるといいでしょう。**歯医者さんは専門家で慣れているので、口臭を恥ずかしがる必要もありません。**

また、当然ながら日々のブラッシングも虫歯や歯周病の予防には重要であり、**少なくとも1日に2回か3回はブラッシングするようにしてください。**

ちなみに私の場合は、朝起きてすぐに軽くブラッシングをしたあとで、朝食を食べ、その後、職場についてからもう一度ブラッシングをするようにしています。

A 口臭は危険な糖尿病や歯周病からきていることもある！

睡眠中には唾液が減少し、口のなかで細菌が繁殖しやすいです。そのため、朝起きたらまずは軽くブラッシングをします。その後に食事をしたあとで、食事の食べかすを再度ブラッシングするのですが、食事の直後は口内が酸性になっていて、歯の表面が弱くなっているため、少し時間を開けて職場でブラッシングするようにしているのです。昼食後にもできればブラッシングをしたいのですが、大抵は診察に追われて時間がないため、うがいで口をゆすぐだけですませることが多いです。

夕食後については、寝る前にしっかりとブラッシングをし、このときには**歯間ブラシも使用**しています。

こうして歯周病をきちんと予防できれば、血管の動脈硬化の予防にもつながり、ひいては突然死を防ぐことにもつながっていくでしょう。

Q
40

「夫婦仲がよい人」と「浮気中の人」安全なのはどっち？

これは**夫婦仲がよい人のほうがずっと安全**です。

いや、むしろ「**浮気は突然死を引き寄せかねない大変危険な行為**」という言い方をしたほうがいいでしょうか。

浮気をしている人は、秘密を隠そうと常に緊張しています。

嘘がばれないように発言に気をつけて、相手の反応を探らなければならないわけですから、家にいるときには交感神経系が緊張しっぱなしです。

当然ながら、血圧は上がりがちになります。

また、**配偶者を裏切っていることに対して罪悪感がありますから、心理的なストレスも募ります**。

完全に奥さんや旦那さんに愛想を尽かしているのであれば、これはそれほど大きなストレスにはならないかもしれませんが、まだ相手に気持ちが残っている場合には、大きなストレスとなるはずです。

また、二重生活を続けることでいろいろな無理をしますから、さまざまな形で体に負担がかかります。

男性が奥さんよりも若い女性と浮気をする場合はとくに危険で、若い相手を満足させようと頑張りすぎることで、突然死をする危険性が大きく上昇してしまいます。

こうしたリスクを大真面目に比較した研究は国内外にたくさんありますし、実際の救急医療の現場でも、浮気中に脳卒中や心筋梗塞で倒れて病院に運び込まれてくる人は、実は決して少なくないのです。

やはり、長生きしたいのであれば家内安泰を心がけ、家では心からくつろげるよう、男性も女性も、お互いに譲り合っていく姿勢が求められるでしょう。

A

浮気は突然死を引き寄せかねない危険な行為です！

Q 41

高齢の方で、「部分的にいきなりボケる人」と「全体的にゆっくりボケる人」突然死しないのはどっち？

高齢になると記憶力が少しずつ落ちてくるのは避けられませんが、このときどのように〝ボケていく〟かも、突然死しやすいかどうかを推測する目安となります。

そもそも、認知症ではない歳相応のふつうの物忘れは、たとえば「財布をどこにしまったか、うっかり忘れてしまい、探している」というように、「財布をどこかにしまったこと」自体は覚えています。

ところが認知症の物忘れは、「財布をしまったこと」自体を忘れたりします。

体験自体を忘れてしまうのです。

結果として、認知症の患者さんは財布が見つからない理由がわからず、「財布がないじゃないか……きっと、誰かが盗んだんだ！……もしかしたら、あいつじゃないか？」などと、怒ったり、疑ったりすることになるのです。

この認知症にもいくつかタイプがあり、もっとも多いのはアルツハイマー型認知症です。

そして、その次に多いタイプが脳血管性《のうけっかんせい》認知症です。

患者さんがもっとも多いアルツハイマー型認知症は、なんらかの原因によってベータアミロイドという異常なタンパク質が脳に蓄積してしまう病気です。その結果、脳の多くの部分の神経細胞が死滅してしまい、脳の神経ネットワークが破壊されていきます。そのため、**記憶力や他の能力は全体的に低下していきます**。

一方、次に多い脳血管性認知症では、脳の血管が障害された場所に応じて、**記憶力や他の能力が部分的に障害される傾向があります**。また、脳血管の血流の状態によって、日によって症状が変化することが多い、という特徴もあります。

具体的には、物忘れは目立っても理解力や判断力は正常に保たれていたり、同じことをしてもできる日とできない日があったりするのです。

さらに言えば、話したり手足を動かしたりする神経の麻痺《まひ》をともなう点も特徴的です。

このように、物忘れが部分的にいきなり生じるような脳血管性認知症の症状は、「**まだらボケ**」と呼ばれます。

そして脳血管性認知症の多くは、脳にある血管で動脈硬化が進行していることを背景にして生じてくるので、**脳卒中のみならず、心疾患や大動脈疾患など、突然死の直接的な要因となりかねない合併症を発症する可能性が高い**のです。

また、脳の動脈硬化は、自覚症状のない脳梗塞につながることもあります。加齢や望ましくない生活習慣などによって、脳内の血管で動脈硬化が進むと、ある時点で血流が途絶えてしまい、その先の脳細胞に血液が届かなくなってしまうことがあります。これが「脳梗塞」で、大きな血管に起きた場合には生死にかかわる事態となります。しかし、**脳梗塞がごく細い血管で起きた場合には、自覚症状がほとんどない場合もあります**。

こうした自覚症状がない小規模な脳梗塞を、「**隠れ脳梗塞**」などと言います。

なんと、**60代の人で検査をすると、半分以上の人に1個以上の隠れ脳梗塞、ないしはその前段階を示す病変が見つかる**、というデータがあります。加齢とともに生理的に生じる、ごく自然な老化現象とも言えるのです。

この隠れ脳梗塞が起こると、脳のなかの一部分だけで脳細胞が死滅してしまいます。障害部分が小さければそれだけでは症状がなくても、それらが多発することで、ある日突然、部分的に神経の麻痺症状が現れます。

また、血液の流れが悪い、目詰まりしかけた脳血管であれば、気圧の変化やそのときどきの体調によっても、その障害の程度に差が生まれることになります。

前述した「まだらボケ」の症状が現れる、ということですね。

小規模とはいえ脳梗塞が起きている人では、その要因として**望ましくない生活習慣や、血管の動脈硬化の進展が背後にあるはず**です。それだけ突然死の危険性も高いわけで、できるだけ早い段階で、生活習慣の改善や投薬治療などに取り組む必要があるでしょう。

A

まだらボケの背後には、自覚症状のない脳梗塞が潜んでいる場合が多い。生活習慣改善や投薬治療が必要です！

Q
42

「規則正しい脈がときどき抜ける人」と「モールス信号のように常に脈が不規則に打つ人」すごく危険なのはどっち？

自分で脈を測ってみて、その脈が少し不規則なので心配になる、という経験をしている人は意外に多いのではないでしょうか？

こうした脈の乱れにも、危険なものとそうでないものがあります。

通常は規則正しい脈を打っているものが、たまに1拍抜けるというパターンは、多くが「期外収縮」という不整脈が原因となっているもので、実はほとんど心配がいらないタイプの脈の乱れです。

生活に支障をきたすような動悸などの自覚症状がないのであれば、深刻なことにはまずなりません。

ただし、どうしても気になるようであれば、循環器科で一度は精密検査をしておいてもいいでしょう。自分の心臓に問題があるのではないかと不安になることで、自ら不整脈を呼び寄せる場合もありますから、心配を解消しておくことは悪いことではありません。

危険なのは、モールス信号のように常に脈が不規則に打つ人です。

これは、**心房細動《しんぼうさいどう》という不整脈の可能性があります。**

この病気は、動悸や息切れなどの自覚症状をともなうこともありますが、まったく自覚症状を感じない人も少なくありません。

心房細動が続くと、心臓の内部で血液がうまく循環せず、血栓がつくられやすい状態になります。この血栓が脳動脈や心臓の冠動脈、あるいはその他の重要な血管で詰まってしまうと、命にかかわる事態となります。**突然死と隣り合わせの危険な状態**です。

かつて小渕元首相の命を奪ったのも、この心房細動からの脳梗塞だったと考えられています。みなさんも、十分注意してください。

A

モールス信号のような不規則な脈が続くときは、危険な病気の可能性あり。すぐに病院へ直行しよう!

【主な参考文献】

- 厚生労働省「平成 26 年 人口動態統計：主な死因別死亡率の推移」2015
- 金本郁男ほか「低 Glycemic Index 食の摂取順序の違いが食後血糖プロファイルに及ぼす影響」糖尿病 53(2) : 96-101. 2010
- 今井佐恵子ほか「糖尿病患者における食品の摂取順序による食後血糖上昇抑制効果」 糖尿病 53(2) : 112-115. 2010
- Ogura M, et al : Effect of Grapefruit Intake on Postprandial Plasma Glucose. Anti-Aging Medicine. 8(5) : 60-68, 2011
- 日本糖尿病学会プレスリリース「日本人の糖尿病の食事療法に関する日本糖尿病学会の提言」2013
- 文部科学省「日本食品標準成分表 2015 年版（七訂）」2015
- 日本糖尿高血圧学会 減塩委員会「高血圧の予防のためにも食塩制限を—日本高血圧学会減塩委員会よりの提言」2012
- 池谷敏郎『血管を強くして突然死を防ぐ！』すばる舎 2013
- 板倉弘重、浅野まみこ『ズボラでも脱糖尿病 血糖値が上がらないのはどっち？』アスコム 2014
- Belin RJ, et al : Fish intake and the risk of incident heart failure: the Women's Health Initiative. Circ Heart Fail. 4(4) : 404-13. 2011
- Meng L, et al : Fish consumption and ethnic differences in coronary heart disease mortality in a multiethnic cohort. Circulation. 120 : S498. 2009
- Iso H, et al : Intake of Fish and n3 Fatty Acids and Risk of Coronary Heart Disease Among Japanese. Circulation. 113 : 195-202. 2006
- Yokoyama M, et al : Effects of eicosapentaenoic acid on major coronary events in hypercholesterolaemic patients (JELIS): a randomised open-label, blinded endpoint analysis. Lancet. 369(9567) : 1090–1098. 2007
- Saito Y, et al : Effects of EPA on coronary artery disease in hypercholesterolemic patients with multiple risk factors: Sub-analysis of primary prevention cases from the Japan EPA Lipid Intervention Study (JELIS) Atherosclerosis. 200(1) : 135-140. 2008
- Thies F, et al : Association of n-3 polyunsaturated fatty acids with stability of atherosclerotic plaques: a randomised controlled trial. Lancet. 361(9356) : 477–485. 2003
- 独立行政法人国立がん研究センターがん予防・検診研究センター　多目的コホート研究ＨＰリサーチニュース「飽和脂肪酸摂取と循環器疾患発症の関連について」2013
- 池谷敏郎『血管を鍛えれば血管寿命はのびる！』宝島社 2014
- 厚生労働省「健康日本 21：アルコール：目標値のまとめ」2000
- 池谷敏郎『心臓を使わない健康法』マガジンハウス 2014
- Wilmot EG, et al : Sedentary time in adults and the association with diabetes, cardiovascular disease and death: systematic review and meta-analysis. Diabetologia.55(11) : 2895-905. 2012
- Ai Ikeda, et al : Type A behaviour and risk of coronary heart disease: The JPHC Study. Int. J. Epidemiol. 37 (6) : 1395-1405. 2008
- 東京都健康長寿医療センタープレスリリース「冬場の住居内の温度管理と健康について」2013
- 池谷敏郎『血管・骨・筋肉を強くする！ ゾンビ体操』アスコム 2015
- 池谷敏郎『血管年齢が若返る医学の常識』創英社／三省堂書店 2014
- 徳留省悟「突然死ースポーツ中の突然死」CARDIAC PRACTICE. 2 : 105-108. 1991
- Morris JN, et al. Incidence and prediction of ischaemic heart-disease in London busmen. Lancet. 2(7463) : 553-9. 1966
- 宮脇さおり「日本人女性のしみと動脈硬化の関係について」日本老年医学会雑誌 . 50 : 69. 2013
- William JE, et al. Diagonal earlobe creases and prognosis in patients with suspected coronary artery disease. AJM. 100(2) : 205–211. 1996
- Eisenstein I, et al. Gray Hair in Black Males A Possible Risk Factor in Coronary Artery Disease. ANGIOLOGY. 33(10) : 652-654. 1982
- Alessandra D, et al. Sexual and Cardiovascular Correlates of Male Unfaithfulness. The Journal of Sexual Medicine. 9(6) : 1508–1518. 2012
- その他資料多数

〈著者略歴〉

池谷 敏郎（いけたに・としろう）

医学博士

◎——1962年、東京都生まれ。
◎——1988年、東京医科大学医学部卒業後、東京医科大学病院第二内科に入局、血圧と動脈硬化について研究する。1995年、池谷医院内科・循環器科勤務。1997年、医療法人社団池谷医院理事長兼院長に就任。現在も臨床現場に立つ。
◎——心臓、血管、血液などの循環器系のエキスパートとして、『林修の今でしょ！講座』『世界一受けたい授業』など数々のテレビ・ラジオ番組に出演し、わかりやすい解説が好評を博す。TBS系の『駆け込みドクター！運命を変える健康診断』にレギュラー出演中のほか、雑誌・新聞への執筆や講演など、多方面で活躍を続ける。
◎——日本内科学会認定総合内科専門医。日本循環器学会認定循環器専門医。東京医科大学循環器内科客員講師。
◎——『血管を強くして突然死を防ぐ！』『そんなにガマンしなくても健康診断A判定は取り戻せる！』（すばる舎）、『心臓を使わない健康法』（マガジンハウス）、『「血管を鍛える」と超健康になる！』（三笠書房）、『人は血管から老化する』（青春出版社）など、多くの著書がある。

突然死しないのはどっち？

2016年 2月24日 第1刷発行
2016年 4月 7日 第3刷発行

著　者——池谷 敏郎
発行者——徳留 慶太郎
発行所——株式会社すばる舎
〒170-0013 東京都豊島区東池袋3-9-7 東池袋織本ビル
TEL 03-3981-8651（代表） 03-3981-0767（営業部）
振替 00140-7-116563
URL http://www.subarusya.jp/
装　丁——小口 翔平＋三森 健太（tobufune）
印　刷——図書印刷株式会社

落丁・乱丁本はお取り替えいたします
© Toshirou Iketani 2016 Printed in Japan
ISBN978-4-7991-0467-5

●すばる舎の本●

身近な健康診断を最大限に活用し、怖い大病を未然に防ごう!

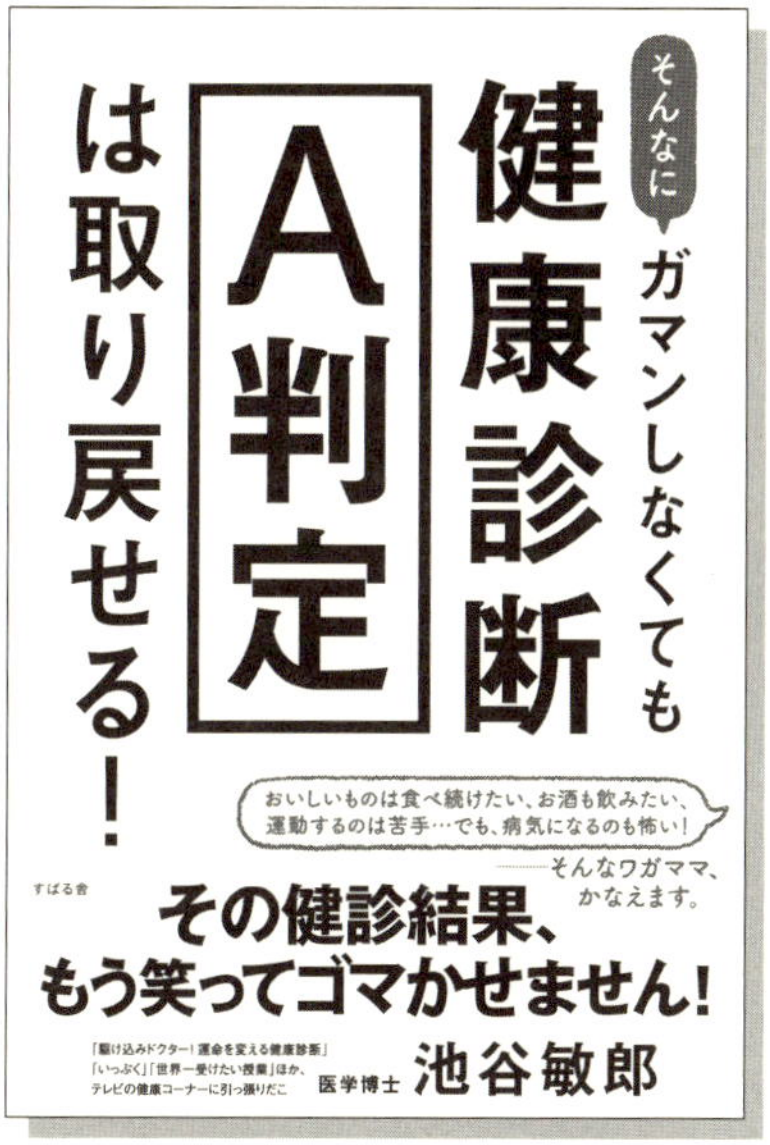

そんなにガマンしなくても
健康診断A判定は取り戻せる!

池谷敏郎[著]

◎四六判並製　◎定価:本体1300円(+税)　◎ISBN978-4-7991-0349-4

多くの人にとって、自分の健康状態をもっとも強く意識するのは健診の結果を受け取ったときでしょう。素朴な欲求をガマンせず、結果を改善できる方法を徹底解説。

http://www.subarusya.jp/

●すばる舎の本●

何歳からでも、性別を問わず効果抜群な
具体的アドバイスが盛りだくさん!

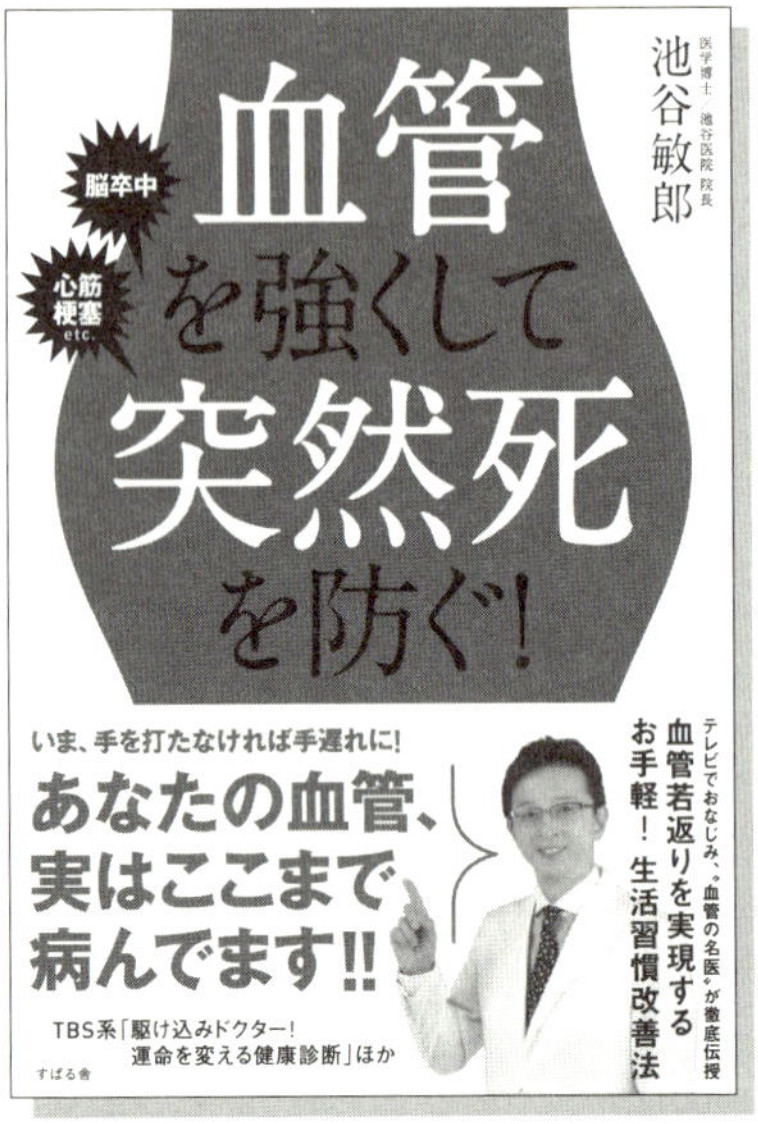

血管を強くして突然死を防ぐ!

池谷 敏郎[著]

◎四六判並製　◎定価:本体1400円(+税)　◎ISBN978-4-7991-0172-8

兆候もなく急に襲ってくる脳卒中や心筋梗塞は、恐ろしい突然死を引き起こします。
それを防ぐには、血管を強くするのが一番……「血管の名医」が、予防法を教えます!

http://www.subarusya.jp/